U0395005

本书的翻译出版获得了国家自然科学基金项目（项目批准号：71573175）的资助。

高绩效医疗组织

价值医疗改革导航

[美] 大卫·卡特勒 David Cutler ／著

许永国 ／译

The
Quality
Cure

How Focusing
on Health Care Quality
Can Save Your Life and Lower Spending Too

格 致 出 版 社　上海人民出版社

谨将本书献给玛丽·贝丝（Mary Beth）

译者序

首先,请读者们记住两本书的完整英文名:*Your Money or Your Life*:*Strong Medicine for America's Health Care System* 和 *The Quality Cure*:*How Focusing on Health Care Quality Can Save Your Life and Lower Spending Too*,并停下来对照思考两分钟。接下来,听我讲一个哈佛青年经济才俊如何在 1994 年首次资政出师不利受挫后,经高人点化治好"精神内耗",从此走上健康经济学和公共政策领域献言献策的康庄大道且自成一派的逆袭故事。聪明的你想必已经猜到,这位励志的有为青年就是大卫·卡特勒(David Cutler)教授,他这两本出版日期正好相隔 10 年的书之间有明显的承前启后关系。

正如《高绩效医疗组织》开篇交代的,卡特勒不仅是一位学术硕果累累的健康经济学家,而且长期以智囊身份积极为美国医疗改革资政建言,完美地示范了学术研究如何与政策研究和实践相辅相成、相得益彰。他曾担任奥巴马总统的高级医疗政策顾问,而且是美国半个多世纪以来最重大的医改(即奥巴马医改)的首席设计师之一。2012年以来,他以重要顾问身份参与了马萨诸塞州医疗成本控制法的起草,并加入马萨诸塞州健康政策委员会帮助降低医疗支出。读者们可能有所不知的是,早在1993年,年轻的卡特勒(助理)教授就接受克林顿政府邀请,加入神秘的500人医改特别行动小组,协助起草轰动一时的克林顿医改法案。据他后来回忆,正是当年初出茅庐就遭遇克林顿医改失败的这段经历,深刻地影响了他后来的经济学研究方向和参与公共政策设计的长久兴趣。①

想当年,基于"有管理的竞争"理念的克林顿健康计划一度被美国社会各界寄予厚望,人们普遍相信"这次真的不一样",消费者、雇主和提供者似乎都做好了支持全民医疗保障的心理准备。承诺以市场化为基调的克林顿医改方案有望赢得两党首次同时支持。然而,当1994年夏天特别行动小组对外正式发布《健康保障法》提案后,形势却急转直下很快变成舆论攻击的靶子,最终以失败告终。原本意气风发奔赴华盛顿效力的卡特勒,带着满腹狐疑返回了哈佛校园。此后,这段令人气馁的经历令他久久难以释怀,而美国医疗保健体系的危机却日渐深重,美国人民比以往更迫切地需要一场"真刀真枪"的医疗改革。

当时美国传统——至今全球依然盛行——的医疗改革思维是施行配给制,遏制不断攀升的医疗成本,同时实现全民医疗保障。正如本书第3章所示,左翼和右翼医改思路的唯一区别在于配给方式不同:前者主张仿效欧洲,由政府出面筹资实现全民保障,通过非价格的配给方式控制支出增长;后者主张引入市场价格机制,提高个人分担的成本,驱动消费者理性选购,或让保险商担当看门人,约束提供者行为。[②]但无论向左走还是向右走,最终都未找到满意的解决办法。如果说人生首次参与的那个本以为稳操胜券但最后意外流产的重大项目,曾让年轻的卡特勒教授陷入长久的"精神内耗",那么美国医疗保健体系在公共和私人部门无数次的改革实验中沉疴日重的残酷现实,则迫使他思考这些失败背后的深层根源并探寻全新的突围之道。问题是,除传统道路之外还有第三条路可选吗?

1994年从华盛顿铩羽而归后,卡特勒继续苦苦思考医疗的配给方法,但终究不得其解,直到有一天午餐时遇到经济系的老教授格瑞里克斯(Zvi Griliches)。[③]听卡特勒絮叨完自己纠结的问题后,这位老教授操着一口浓厚的波兰口音冷不丁地反问道:"你凭什么说我得到的医疗服务太多了?"一语惊醒梦中人,卡特勒瞬间就明白了自己错在哪里!

原来这么多年来，他和很多学者不知不觉地掉到了一个严重的单边思维陷阱中：只看到了医疗保健产生的成本，却没有考虑医疗保健带来的收益。包括克林顿《健康保障法》在内的所有医疗保健改革方案或市场实验都犯了一个共同的错误——未经证据支持就将控制成本增长设定为主要目标。就这样，老教授一句看似不经意的话，治好了困扰卡特勒多年的"精神内耗"！

是啊！医疗保健服务之所以存在，就是为了造福人类的健康。只要花在医疗保健上的钱值得，又何须纠结于医疗保健的支出呢？控制医疗支出本身并不是医疗保健改革的目标，这是个多么朴素的经济学道理！然而，在当时却很少有人这样看问题。美国人在医疗支出上花费的钱比世界上任何国家都多，而且占 GDP 的比例不断上升，但这些钱花得是否值得呢？

为解开这个疑惑，卡特勒和合作者决定以心脏病治疗为案例，采集经验数据一探究竟，结果发现了奇怪的事实：美国心脏病发作的频率因为高血压药品出现和吸烟减少而下降，但花在心脏病上的支出却上升了；心脏手术的价格一直相对稳定，但随着技术进步手术频率却大幅提高了。这是不是说明里面存在浪费呢？按照卡特勒等人的推算，一名 45 岁的美国人预计一生中会在各种心脏病医疗上花费 3 万美元，单单是心脏病技术的进步就可以让他（她）多活 3

年。这相当于增加一年寿命只要花 1 万美元。这显然是一笔极为合算的交易！这些意外的发现震惊了卡特勒和合作者们。受这些清晰的证据鼓舞,卡特勒决定乘胜追击。假如针对心脏病的医疗服务是物有所值的,那其他成本增长同样迅速的医疗服务上花出去的钱也值得吗?

2004 年,他在《要钱还是要命——给美国医疗体系开一剂强药》④一书中系统呈现了自己对美国医疗技术进步的经济成本与收益的评估结果。总体结论依然是:美国人在医疗上确实花了许多钱,但所得到的回报远远超过支出。在体重偏低新生儿治疗、抑郁症患者治疗和心脏病患者治疗这三个领域,新医疗手段的涌现都推动了医疗支出大幅上涨,但分别实现了 5∶1、7∶1 和 4∶1 的惊人投资回报比。进一步的估算表明,1950 年以来的半个多世纪内美国人整体预期寿命的增加,40% 可归功于体重偏低新生儿和心脏病患者治疗手段的改进。这意味着两项医疗手段的进步对每个人来说价值 5 万美元,相当于一个美国人全生命周期的医疗支出。换言之,仅上述两项医疗技术进步产生的收益,就足以抵偿整个美国医疗体系的支出。这表明美国医疗服务整体上是物有所值的。

因此,卡特勒在《要钱还是要命》的引言中向读者提出了绑匪式灵魂拷问:假如你只能选择按 1950 年的人均医疗支出(通胀调整后约为 500 美元)享有 20 世纪 50 年代的医疗技术，或者按 21 世纪初的人均医疗支出（5 000 美元）享有 21 世纪最新的医疗技术，你更愿意选择哪个？换言之，你（人质）是宁愿少花 4 500 美元的医疗成本（要钱），还是宁愿多享受最新医疗带来的健康（要命）？每个人都可以凭直觉或经验给出不同的答案，但在获悉上述惊人的系统性证据后心中或许会另有公论。⑤

卡特勒提供的令人惊叹的经验数据表明，医疗技术变革不仅是美国医疗成本及其增长最直接的长期引擎，更是美国人民生命数量与质量提升最高效的长期投资。这些研究成果颠覆了以控制成本增长为导向的传统医疗改革思维。美国历次重要医疗政策提案或市场实验之所以命运多舛，重要原因便是它们始终纠缠于如何遏制医疗成本增长。它们隐含的共同假定是医疗服务数量的不断增加创造的收益不足以补偿其医疗成本。但是，上面的证据清楚地表明，这个前提假设从根本上是站不住脚的。美国医疗体系真正重要的长期问题，并不是在健康上花了多少钱，而是这些钱花得究竟值不值，以及如何让花出去的钱更有所值。

美国社会对医疗成本增长忧心忡忡并非空穴来风，而是情有可原。无论从每年人均的绝对支出额、纵向的支出增长趋势还是与其他高收入国家的人均支出横向比较，美国的医疗成本看起来都高得离谱。医疗保健支出增长长期超过经济增长带来的后果是深远的，它将日渐成为美国政府、企业和家庭不可承受之重,最终危及整个医疗体系的可持续性。尽管如此,卡特勒还是相当乐观地指出,从根本上讲,医疗成本问题并不是社会承受能力问题,而是支付意愿问题。医疗体系改革的目标应该着眼于寻求价值的创造,而不是纠缠于降低成本。换言之,价值命题才是所有医疗保健问题中最重要的问题。

那么,世界上有没有既能降低医疗成本又能改善健康水平的两全其美之策呢?卡特勒教授给出的回答是肯定的。[6]在《要钱还是要命》的最后两章,他给危机四伏的美国医疗体系开出了一副"猛药",其精髓是一套基于健康质量或健康价值的新支付体系,以及一套基于财政补贴和私人运作的全民医疗保险体系。他指出,改革美国医疗体系的关键是改变医疗保健的组织方式,让人人享有医疗保险保障,基于服务的质量(而非数量)向提供者付费。

卡特勒教授用雄辩的事实和严密的经济学逻辑,打破了长久以来对美国医疗体系失败的悲观迷思,跳出了主导美国医疗体系改革的传统思维,超越了非左即右、左右为难的意识形态。正如当时有评论指出的,卡特勒为再造美国医疗体系提供了一种"务实但严谨的经济学方法",有望"化解医改失败的僵局"。观念一转,天地顿宽。既然过去半个多世纪来美国看似惊人的医疗支出大体上物有所值,扩大医疗保障范围让医疗技术惠及全民就是一个理所当然值得追求的经济(和伦理)目标。而包括单一支付者体系在内的所有国有化医疗改革方案都是不可取的,因为它们的长期导向不仅难以获得大多数国民的认同,而且剥夺了子孙后代享有未来重大医疗技术创新带来的巨大健康福祉的机会(Dranove,2008)。

不难看出,卡特勒教授为美国医疗体系开出的这副"猛药",其实充满了温情脉脉的人文关怀,难怪它曾一度招来过于乐观甚至天真的批评和怀疑。就连昔日的师友萨默斯(Lawrence Summers)都担心它会导致医疗成本更加刹不住车。此外,按绩效付费(P4P)并不是什么新鲜想法,而医疗保健的"质量"又是如此难以捉摸,如何准确地度量呢?然而,这种做法在当时的医疗保健领域几乎是全新的,整个医疗体系很少有人关注健康结果。事实上,医疗服务的质量也并非完全不可度量,Kaiser Permanente、Health Partners等大胆尝鲜的组织已在慢病管理P4P实验中取得令人鼓舞的成效。

随着这些重要学术研究成果和高绩效医疗组织的成功案例传播出去,卡特勒超前的成长性医改思维逐渐赢得了社会各界越来越多的认同,他对医疗质量或健康结果度量、生命价值和医疗技术价值评估的强调也日渐深入人心。[7]2008年,卡特勒再次来到华盛顿重披战袍,担任奥巴马总统高级医疗保健政策顾问,并以奥巴马医改方案首席架构设计师身份,将自己多年反复推演的医改新理念付诸实践。从 2010 年颁布的《患者保护与平价医疗法》(ACA)中,到处可以嗅到"猛药"的味道。卡特勒当年参与克林顿医改留下的心理阴霾从此一扫而光。

2014 年,卡特勒教授出版了读者们手头的这本新书《高绩效医疗组织》。在书中,他结合奥巴马医改引发民众巨大撕裂的背景,将《要钱还是要命》一书中"猛药"的升级配方、服药指南、成功案例乃至生效时间和盘托出,并把在《患者保护与平价医疗法》中未能完全抒发的改革蓝图一吐为快。单从英文书名上就可以明显地看出两本书的前后呼应关系:前者主标题分明藏着一个"要钱还是要命"的两难抉择,副标题"猛药"的详情则语焉不详,令人意犹未尽;后者主标题却旗帜鲜明地点出了"猛药"的精华就是"质量仙丹"(quality cure),副标题则指出它有既能救命又能省钱的双重功效。卡特勒在前言中坦承,本书的宗旨是在奥巴马医改法案引发社会各界巨大分歧的时代,回归到医疗保健公共政策问题的源头重新凝聚共识,让美国人民拥有一套运行得更好的医疗体系。本书并不是要推倒正在摸索中的奥巴马医疗体系,而是要为完善这个新体系提供经济学导航图。

前文结合卡特勒教授颇有几分传奇色彩的学术与资政生涯,概述了堪称《高绩效医疗组织》"前传"的《要钱还是要命》一书的主要线索和本书的写作背景，旨在帮助读者们深化对本书的理解。接下来，再简单梳理一下本书的主要线索。

本书首先从美国社会各界公认的三大医疗保健核心公共政策问题出发，详解了奥巴马医改法案中扩大医疗保障范围的政策思路、财政后果及强制保险监管的经济逻辑，指出唯有解决成本问题才能真正解决全民医疗保障问题；随后概述了美国高企的医疗保健支出人均水平及其增长率长期超过 GDP 增长率引发的全社会可持续性担忧。最后话锋一转，重申价值命题——《要钱还是要命》的核心结论——才是所有医疗改革问题当中真正重要的问题！

那该如何理解美国传统医疗改革实践中偏重成本控制的普遍倾向呢？为什么美国需要从成本控制思维拨乱反正到价值医疗思维？为回答这些问题，第 2、第 3 章分别探讨了美国医疗支出的结构性扭曲和国际上主流的成本控制方法在美国的挫败。前者解析了医疗成本收入方的分布、浪费性支出占比及流向疾病预防和急性治疗的比例，表明简单的成本控制目标并不可取，精准控费、医疗供给侧结构性改革才是未来根本方向；后者剖析了单一支付者体系与自由市场体系在成本控制上的差异及其在美国遭遇的共同失败，提醒单纯以成本控制为目标的医改难以成功，指出美国医疗供给侧结构性改革的正确目标是聚焦质量的价值医疗。

无论如何,美国都需要一种超越左翼或右翼意识形态的新医疗保健体系。但是,上述两种医疗保健体系为何在美国都难以为继呢?适合美国的最优医疗保健模式又该到何处求索呢?卡特勒教授指出,单一支付体系和自由市场体系的拥护者都忽视了医疗服务在商业上的高度复杂性与运营变革的需要。整个医疗保健体系中对成本和质量具有决定性影响的主体,其实是医疗服务供给方的医生和医院。事实证明,无论是发起医疗需求的消费者,掌管钱袋子的第三方保险商,还是随时打算出手干预的政府,都难以将医疗提供者引导到正确的轨道上。因此,必须从别处另寻出路。所幸的是,再造美国未来医疗保健体系的密码,已经藏在于美国各地那些追求最低成本和最佳质量的高效医疗组织内。

第4章介绍了五个从实践中自己摸索出价值医疗改革门道并改善健康结果的美国高绩效医疗组织的案例。看似八仙过海各显神通,但它们与全球成功的企业其实拥有共同的三大组织特征:广泛使用信息技术、奖励创造价值的行为以及授权员工甚至顾客推动质量提升。遗憾的是,美国大多数医疗组织在这些方面做得都不尽如人意。因此,美国未来医疗改革的核心挑战,便是巩固共同支撑起价值医疗的三大基石:高效运转的 IT 系统(信息基础)、校准激励的支付制度(奖励结构)、聚焦价值的组织变革(分散决策)。

卡特勒令人信服地指出,医疗改革真正的目标是创造价值而非控制成本,而唯有回归医疗服务独特的商业本质,聚焦医疗保健的质量,从医疗供给侧结构性改革,才能实现价值导向医疗的终极目标。这正是本书标题"quality cure"的真意所在。若将其比喻成"质量仙丹",则这颗仙丹须用"信息""激励"与"组织"三味君药熬制而成。由此,本书就从对医疗改革三大公共政策目标的阐述,转向了对高绩效医疗组织三大成功秘诀的剖析,将聚焦于质量的美国价值医疗改革路线图在我们面前逐次展开。在本书最后,卡特勒极为乐观地预测:聚焦医疗质量的价值医疗变革有望在未来20年左右保持美国医疗支出占GDP的比例不变。他认为,只要把事情做对了,美国医疗保健的未来前景将会一片光明。他对自己开出的"质量仙丹"的神奇功效的信心,由此可见一斑。

本书的行文风格明显偏重数据与案例叙事。为避免读者迷失在鲜活翔实的数字和引人入胜的故事中,忽略藏在数字和故事背后更具有普遍意义的经济学逻辑,在此特别提醒大家注意细加品味、反复揣摩。尤其是,第1章对医疗保险市场逆向选择与强制保险监管的信息经济学分析,第5章对标准EMR为代表的医院信息化投资的网络经济学分析,第6章对服务项目付费制、各种捆绑付费制与P4P付费制的合同经济学分析，以及第 7 章对高绩效医疗机构的组织经济学分析。无论卡特勒教授在书中对美国医疗体系改革那些看似乐天派的预测最终是否全部应验，贯穿全书的那些妙不可言的健康经济学与组织经济学智识都可以超越时空。书中对医疗服务与其他商品或服务、医疗产业与其他产业、医疗组织与其他商业组织的大量比较分析，以及对医疗服务供给侧改革尤其是发挥医生的主动性与创造性的强调，也必定会升华我们对医疗活动与医疗改革的本质的理解。

最后，借此机会特别感谢格致出版社的程倩编辑，感谢她耐心的敦促等待，细心的校对审阅。

在本书翻译过程中，时常会遇到各种相对生僻的医学专业词汇。译者已尽力仔细甄别，力求精准表达。部分美国政府机构和医疗组织的名称也尽量保留原文。唯恐还有理解不当甚至误读，恳请有心的读者批评指正或来信赐教：xyg76@sjtu.edu.cn。

许永国

2022 年 8 月 26 日

注释

① 参见美国财经记者、作家罗杰·洛温斯坦（Roger Lowenstein）于 2005 年

在《纽约时报》上发表的卡特勒专访报道。本书英文版书名 *The Quality Cure* 即出自这篇报道。

② 对美国管理式医疗革命和美国医疗体系经济演化感兴趣的读者，推荐阅读：戴维·德兰诺夫，《美国医疗保健的经济演变》，黄丞、许永国译，上海三联书店出版社 2015 年版；戴维·德兰诺夫，《红色警报》，许永国、黄丞译，上海三联书店出版社 2018 年版。

③ 格瑞里克斯教授主要研究技术变迁与创新经济学，于 1999 年去世。

④ 笔者认为将书名中的"strong medicine"译为"一副猛药"更妥。

⑤ Hall 和 Jones（2007）为美国健康支出增长合理性的经验研究奠定了理论基础，同时也修正了将高成本的新医疗技术的发明视为健康支出持续增长的根本动因的流行观点。

⑥ 战略管理大师明茨伯格（Mintzberg，2017）曾一针见血地指出，削减（医疗）成本不需要大智慧，削减（医疗）成本又不损害质量才需要大智慧。

⑦ 卡特勒还提出了建立"国民健康账户"（NHAs）的宏伟构想，其中要用到每个国民的质量调整生命年（QALYs）和健康年数当量（HYEs）等指标。2022 年他与合作者在《美国经济评论》（AER）发表的论文为美国健康部门开发了一套卫星账户，并度量了 1999—2012 年美国老龄人口医疗保健的生产力增长。

致　谢

　　本书中的文思皆来自本人，但一路走来要感谢的人甚多。李·弗里德曼（Lee Friedman）邀请我到加州大学伯克利分校开设的阿伦·威尔达夫斯基（Aaron Wildavsky）讲座激发了本书的创作灵感，对他的盛情邀请我依然心怀感激。多年来，曾影响我的思想的同仁们多得数不过来，在此谨向所有人一并致谢。沙伊拉·班吉（Shaira Bhanji）为本书的研与编提供了了不起的帮助。本书借用了罗杰·洛温斯坦（Roger Lowenstein）在《纽约时报》发表的一篇评论本人对医疗保健看法的文章的标题。对他所撰写的这篇文章，以及慷慨地允许我使用文章的标题，在此谨致谢意。美国老龄化研究院（The National Institute on Aging）资助了我在书中涉及的几乎所有主题的研究，对此我格外感恩。最后，我还要特别感谢您（亲爱的读者）抽出宝贵的时间来钻研我们这个时代最艰巨也最有魅力的难题。

前　言

　　几十年来，医疗保健就像天气，人人都在谈论它，却无人采取任何行动。动动嘴皮子很容易。政界人士与各路分析家们都认同，美国人民需要一套聚焦于尽可能防患于未然、救治于已然的医疗保健体系。不用怎么费劲就可以把拥有不同背景、愿齐心协力为这些目标奋斗的人们召到一起开个誓师大会。

　　过去五年来，空谈已经变成了实际行动。2006 年，马萨诸塞州成为美国实现近乎全民保障的第一个州。四年后，联邦政府决定将马萨诸塞州模式推向全美。2010 年颁布的《患者保护与平价医疗法》(the Patient Protection and Affordable Care Acty，简称《平价医疗法》)是美国半个世纪以来影响最为深远的社会立法。

可叹的是,行动引发的争议总是比空谈更大。保守主义者清一色地反对《平价医疗法》,没有一个共和党人投赞成票;自由主义者则几乎一边倒地支持它。民众之间的分歧跟国会一样大。大约有 40% 的人支持它,几乎同样比例的人反对它,其余的人举棋不定。左翼与右翼之间的分歧如此之大,以至于我们甚至无法就这部法案的名称达成共识。它究竟是叫《患者保护与平价医疗法》,还是《奥巴马医改法》(*Obamacare*)?

在后《平价医疗法》时代,我们对美国医疗保健还有什么可说的呢?事实上还不少。我想回到促使人们达成共识的起点问题:我们可以拥有一套运转得更好的医疗保健体系吗?如果可以,它该是什么样子?我对这个问题的研究由来已久。我相信,一套更好的体系是我们触手可及的。本书就是要描绘它的模样。

本书包括两大部分。前三章讨论有关医疗保健的核心公共政策问题,重点聚焦于成本。这一部分得出的关键教训是,价值创造很重要。我们的目标不应该只是降低医疗保健支出,而是要通过提高每一美元带来的价值来做到这一点。遗憾的是,既有的诸多方案都无法实现这一目标。

在剩下的五章中,我将围绕高绩效医疗(quality cure)展开阐述。提高医疗质量同时降低医疗成本的医疗干预政策不少,但唯有变革医疗保健体系方能两全其美。我将讨论提升医疗保健价值的三块核心基石：信息技术的利用、适配的支付制度，以及聚焦价值的组织。

本书跨越多个知识领域。可以想见，书中涵盖的许多主题的相关文献都汗牛充栋。本书只回顾了笔者认为最优秀的文献，未涉及笔者认为设计或执行糟糕的研究成果。因此，本书并不是对所涉及的每个主题的完整索引。此外，作为一名学者，我的结论都有数据支持。显然，不是每个读者都会同意书中的所有观点。我力图阐明自己与他人的观点分歧，但并不打算展开每个细节。对这样的处理，我要先恳请读者们谅解。

本书不是一本政治学著作，但也难免会涉及政治。怎么可能避开政治不谈呢？对这样一个热门话题，直言不讳地表达自己的政治观点是我义不容辞的责任。接下来，交代本人的参政经历：我是奥巴马总统 2008 年参加竞选时的医疗保健高级顾问，亦曾为后来被纳入《平价医疗法》的许多问题出谋划策。2012 年，我还担任过奥巴马的非正式竞选顾问。在此之前，我还曾为克林顿总统的健康改革计划效力，并担任了比尔·布拉德利（Bill Bradley）总统竞选的顾问。坦白结束。

话虽如此，本书并不是要煽动人们支持或反对《平价医疗法》。对这个话题，美国人可能已经听得够多了。本书的主旨是审视医疗保健中面临的公共政策挑战，以及应对之道。

政治在本书的撰写中确实扮演了有趣的角色。我从2011年开始筹备本书,这是在最高法庭就《平价医疗法》是否违宪作出裁定以前,比那场关乎奥巴马医改存废的选举早一年。当时,我不清楚本书究竟该把《平价医疗法》当成既定事实,还是该讨论它的替代方案。在我深入研究和写作期间,最高法庭支持了这一法律,美国人民再次投票选择奥巴马连任总统。我相信,这对整个国家是一件好事,它的附带好处是让我的分析没有失去时效性。

其他变革同时在发生,历来就是如此。阿肯色州、马萨诸塞州、俄勒冈州都在努力通过旨在控制成本的重要立法,其他州也在考虑发动类似变革。在马萨诸塞州的立法起草和实施中,我发挥了一些作用,这有助于精炼我的思想。《平价医疗法》的早期效应正在发酵,我的观点要考虑到这一点。显而易见,这是一本有关时政的书。幸运的是,本书更注重医疗保健,而不是日常的公共政策诡计。

过去几年来,医疗保健立法经历了最重大的时代性变革。我们现在的任务是消化这些变革,让新体系正常运作。评判本书的一种方式是,把它看成一张描绘新体系应该如何运行的路线图。正如我对所有地图所期待的那样,我衷心希望书中刻画的路线图是精确的。

大卫·卡特勒,2013 年 5 月于剑桥

目　录

1　天启骑士

"您认为美国医疗保健体系最大的两个问题是什么?"在 2009 年 6 月的一项调查中,约有 1 000 名美国人被问到这个问题。超过半数的回答者将成本列为自己最关切的两个问题之一。这跟 2007 年 4 月和 2008 年 3 月两次调查的结果一样。当时,一群不同的人被问到同样的问题,并且给出了同样的答案。①成本化身为多种面目出现,从对处方药价格的关切,到对医院与医生医疗的高成本,乃至总体的保险成本的关注。但是,无论以哪种形式呈现,医疗保健的价格始终是让人们最忧心的问题。

可及性紧随其后。三分之一的美国人担心那些没有保险或保险范围不够全面的同胞的处境。第三个关切问题是医疗的质量。十分之一的人将糟糕的服务、高质量医疗保健不足或其他质量问题列为自己最关心的两个问题。

成本、可及性与质量，不仅仅是美国人民担忧的医疗保健问题，也是专家们强调的美国医疗保健系统的核心问题。无论左翼还是右翼的分析家，都公开抨击了美国医疗的高成本、有限的可及性以及随心所欲的质量。右翼的遗产基金会的斯图尔特·巴特勒（Stuart Butler）与左翼的布鲁金斯学会的亨利·阿伦（Henry Aaron）合写的一篇文章这样写道："至少20年前，评论家们就开始在哀叹越来越多的美国人缺乏充分的健康保险。更早之前，分析家和专家们就开始警告医疗保健成本正在以不可持续的方式上升。然而，对于该如何化解这对孪生的灾难，人们仍未达成共识……与此同时，无保险人群的队伍却在扩大，健康成本仍在猛涨，各州政府和企业都在削减福利。"[2]事实上，这两位分析家甚至合写了一篇论文，呼吁通过自由的州政府实验解决这些问题。

政治家们听到了这种呼声。巴拉克·奥巴马总统在第一任期内推出的健康改革法案——俗称奥巴马医改，但官方的正式名称是《患者保护与平价医疗法》，或者简称《平价医疗法》（缩写为 ACA，后文采用此名称）——就是为了解决这些问题。如奥巴马总统在提出这项医疗保健立法时所言："今晚我宣布的这项计划将实现三大基本目标：它将为那些拥有健康保险的人们提供更大保障和稳定，为没有健康保险的人们提供保险。此外,它还要放慢美国家庭、企业和政府医疗保健成本的增长速度。"③共和党人抨击了这项立法,但并未攻击这些目标。参议院少数派领袖米奇·麦康奈尔(Mitch McConnel)就这样说过:"看吧,没人对美国目前的医疗保健系统满意。我们已经遇到了必须解决的严重问题。成本已经失去控制,太多人正在被挤出市场……我们可以做得更好。我们可以将可及性扩大到那些有既往病史的人们。我们可以避免人们被踢出自己的保险计划。我们可以降低成本与保费。我们可以做到所有这些同时又不损害我们做得最好的方面,也无需增税(这在糟糕的经济时期会摧毁就业机会)。"④政治家们其实都清楚人们想要什么,只是无法说服人们相信他们已经找到答案。

成本、可及性与质量问题都需要得到解决。但是,它们的解决难度并不相同。我们先看可及性问题。有 5 000 万美国人曾经在一整年当中没有保险覆盖,⑤此外,有大约同样多的人曾经在一年中的某个时点没有保险。⑥这意味着每年有三分之一的美国人有过某种失去医疗保险的经历。

无保险的人之所以得不到保障,大都是因为负担能力和可及性问题。在被问及为什么没有医疗保障时,大多数受访者的回应都是无力购买。⑦很多无保险者甚至不知道如何购买或者该到哪里购买医疗保险。负担能力问题之所以特别突出,是因为医疗保险太贵了。一份家庭医疗保单的平均成本约为 15 700 美元,单人医疗保单约为 5 600 美元。[⑧]对中低收入家庭而言,这都是一笔巨大的财务负担。

不仅庞大的无保险人群没有保障,就连那些有保险的人也没有安全感:他们担心保险公司不会为自己需要的医疗服务买单,担心自己或家属患病时保费会上涨,也担心在他们的收入下降(也许是因为失业)或医疗支出上涨时被完全取消保障。

这些可及性问题产生了真真切切的后果。20% 的美国人表示过去一年曾有过自己或一名家属需要医疗保险但无法获得的经历;最常见的原因是财务上的。[⑨]据美国医学研究院估计,如果全民都有医疗保险,每年可以避免 18 000 例死亡。[⑩]

考虑到医疗可及性不足的后果如此严重,为无保险者提供保障并不像许多人以为的那么难这一事实颇具讽刺意味。为让那些中等收入的人们买得起医疗保险,只需提供某种类型的补贴或税收抵免(tax credit),再设立一个供人们选购保险计划的(虚拟)场所。事实上,医疗保险税收抵免制度的设计相对简单:为收入极低的人们支付将近全部医疗保险成本,并随收入上升逐步退出。多年来,几乎所有扩大医疗保险保障面的方案都是这样操作的。以保守著称的遗产基金会长期以来不遗余力地推动个人医疗保险体系的建立,早在 1989 年就提出过一套类似这样的补贴系统。⑪

2006 年,米特·罗姆尼(Mitt Romney)州长与马萨诸塞州的民主党立法者就一项特定方案达成一致。⑫ACA 将它升格为联邦立法。

ACA 包含两个相互关联的保障过程。Medicaid(面向不太富有的人们的既有联邦与州立医保计划)将为最贫困的美国人提供保障。根据 ACA,所有收入等于或低于贫困线(对一个四口之家大约是 30 000 美元)133% 的非老年的美国公民和合法居民,都将有资格享受 Medicaid。⑬由于他们的收入格外低,对这一组人的保障是免费的。按照美国最高法院的解读,州政府可以选择以这种方式扩大保障面,也可以放弃扩张。假如所有州都继续这种扩张,除改革前预期会被纳入保障的大约 3 500 万非老年的美国人之外,估计还有 1 700 万新人加入这一计划。⑭

另外一项保障过程适用于收入超出贫困线 133% 但没有雇主代购医疗保险的家庭。这些家庭将获得按比例浮动的税收抵免用于购买保险。表 1.1 列出了家庭要支付的金额以及相应的补贴。收入最低的家庭——那些收入介于贫困线 1.33—1.5 倍之间的家庭——将支付自身收入的 3% 或 4%(约为 1 100 美元)购买保障。收入达到贫困线 4 倍(收入约为 88 000 美元)的家庭,这一分担比例会上升到收入的 9.5%。收入为贫困线 4 倍的家庭需要支付大约 8 400 美元购买保险,并获得大约 6 600 美元的补贴。超出贫困线 4 倍的家庭没有医疗保险补贴。[15]

表 1.1　ACA 提供的保险补贴

家庭收入 (贫困线百分比,%)	家庭支付 (收入百分比,%)	通常的家庭支付额 (美元)	通常的补贴金额 (美元)
133—150	3—4	1 100	13 900
150—200	4—6.3	2 200	12 800
200—250	6.3—8.05	3 600	11 400
250—300	8.05—9.5	5 200	9 800
300—400	9.5	7 400	7 600

注:一个美国四口之家的贫困线大约为 22 000 美元。上述实例假定一份家庭医疗保单的保费为 15 000 美元(大约是目前的全美平均水平)。家庭支付额与补贴金额按收入区间的中点大致估算。

人们可以利用这些补贴通过一个交易所购买保险,该交易所为联邦或州政府运营的在线医疗保险中介机构。2016 年,这个交易所预计将为 2 100 万人处理保险。[16]

前文提到,这套系统本身并不难设计。多年来一直有人提出类似方案的不同版本。这个计划的主要问题在于筹资(funding)。[17]美国中位数家庭的年收入为 50 000 美元,大约是贫困线的 250%。[18]因此,税收抵免势必要惠及收入分布上半部的很多人。这是一笔高昂的成本。

表 1.2 呈现了这种承诺给联邦政府带来的财务后果。ACA 的保障条款将于 2014 年生效。为避免分阶段引入效应,这里只列出了 2016 年的成本。表 1.2 左边列是按照

ACA 预计的 2016 年支出额，表 1.2 右边列是可用于支付花费的资金额。可以看出，总支出略微超出总收入，但缺口并不大。2016 年，Medicaid 扩张的成本估计为 810 亿美元，保费补贴约为 770 亿美元。还有向老年人药品计划提供额外保障以及向小企业医疗保险提供税收抵免 80 亿美元。新承诺的总支出为 1 660 亿美元。

表 1.2　ACA 对预算的影响（2016 年）

开支（美元）		资金来源（美元）	
Medicaid 扩张	810 亿	减少 Medicare、Medicaid 和 CHIP 付费	640 亿
保费补贴	770 亿	提供者费用	150 亿
其他支出*	80 亿	Medicare 税	330 亿
		其他来源*	470 亿
总额	1 660 亿	总额	1 590 亿

注：* 其他开支包括填补 Medicare D 部分的"支出甜甜圈洞"（50 亿美元）[1] 以及对小雇主的税收减免（30 亿美元）。其他资金来源包括对雇主和无保险个人的罚款金额、来自 CLASS 长期残疾法的收入、保障条款对收入的杂项影响以及其他杂项收入条款。

资料来源：美国国会预算办公室，2010 年 3 月 20 日写给尊敬的南希·佩洛西（Nancy Pelosi）的信，网址为 www.cbo.gov/publication/21351。其中，Medicaid 扩张与保费补贴列在表 4 中。其他开支与资金来源来自表 2。减少的 Medicare、Medicaid 和 CHIP 付费未扣除填补支出漏洞的成本。其他来源的估算综合了表 2 中的"对雇主和无保险个人的罚款支付额""保障提供对收入的相关影响"与"其他收入条款"以及来自 CLASS 法的 100 亿美元。

这些数字意味着什么呢？Medicare 计划 2016 年的预计

---

[1] 甜甜圈洞是指不在 Medicare 保障范围内又未达到大病保障标准的那部分药品成本。——译者注

支出大约为 7 000 亿美元，联邦分担的 Medicaid 支出（扩大保障前）大约为 3 000 亿美元。在联邦承诺的总体规模中，上述保障提供占联邦政府支出的 4%。[19]

我们可以通过多种方式消化这些成本，ACA 已经考虑了其中许多办法。高收入家庭有能力支付其中部分费用。因此，ACA 提高了收入非常高的人群的"Medicare 医院保险税"，这将在 2016 年创造 330 亿美元的收入。ACA 还提高了对医院产业预期生产率增长的估计（从而为支付额增长率放缓找到了依据），减少了对承保 Medicare 受益人的私人保险计划的过度付费，并通过各种其他变革减少对既有公立健康项目的支出。把这些统统加起来，2016 年将增加 1 590 亿美元的收入，这笔净增金额足以抵消新增保障的成本。因此，ACA 有钱为自己买单。

但是，如此庞大的结余没那么容易实现。降低 Medicare 的付费而不对私人保险商做类似变革会造成 Medicare 与私人保险之间的费用差额，逐渐导致提供者退出 Medicare 计划。我们在 Medicaid 那里就看到了这种效应：由于 Med-icaid 的付费率太低，多数提供者都不愿接受 Medicaid 计划的参保人。[20]

就算有钱买单也无法一劳永逸地解决问题。保障成本的麻烦在于它们会逐年增加，而且速度比用于为它们买单的收入增长更快。税收会随产出上升，大体上与 GDP 增长保持同样增速。从历史上看，医疗保健成本的增长要比 GDP 快大约 1.5—2.0 个百分点。[21] 当支出上升得比收入更快时，计划将变得难以为继。除非有其他政策，否则 Medicare、Medicaid 以及交易所补贴很快就会超出我们的筹资能力。

图 1.1 展示了这种局面。据估计，如果医疗保健成本的增长率不发生变化，到 21 世纪中叶，所有联邦收入都得用于支持医疗保健与社会保障，国防、环境计划、教育、国债利息或联邦政府的各种其他活动都将无钱可投。造成如此悲惨局面的最大推手是不断飙升的医疗保健成本。

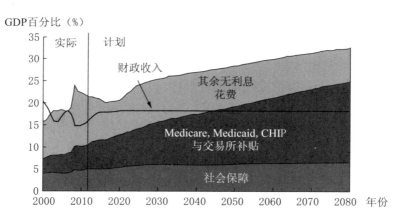

图 1.1　美国预算的预测

注：假定税率不变，从而收入占 GDP 的比例在萧条恢复之后不变。

资料来源：此图基于 CBO 的延伸基线情景，CBO's 2012 Long-Term Budget Outlook（Washington DC：CBO，2012）。www.cbo.gov/publication/43288.

当然，这些成本必须与保障所有人带来的收益进行权衡。医疗保健这么贵，对充实的人生又如此重要，全民健康保险覆盖显然是明智之举。这并不是说全民保障我们负担不起,或者会逐渐变得难以承受;我只是想强调,光是填补可及性的缺口还不够。只有解决方程中的成本问题,我们才能守住全民保障的承诺。

对可及性的关切所涉及的不只是一个人现在是否有保险保障,它还包括保险商将来会如何作定价与保障决策。对保险公司而言,保障健康人要比保障病人划算得多。面对同样的保费收入,精明的保险商总是会选择为医疗消费更少的人提供保障,因为流进来的钱一样多,流出去的钱更少。由此带来了一个不幸的动态后果:保险公司只为健康人铺红地毯,却将患病的人拒之门外。一旦健康的人患病,原先铺就的红地毯就消失了,只能另谋出路。

当然,没人愿意只在健康的时候才有保障。保险的精髓,就是要让人们生病时获得安全保障。因此,将生病的人当成"烫手山芋"抛来抛去的游戏,既缺乏效率,又令人不安。经济学家将这种过程称为"风险选择"(risk selection),这是保险市场的病理症状之一。

同样的动态演化逻辑还解释了为什么即便是健康的人,要找到好的保险计划也那么难。保险公司不会像其他商品的卖家一样,主动出击,而是有备而来;判断把保单卖给一个投保人对自己是否有利。它们的如意算盘是:除非清楚对方是否健康,否则就别怂恿人们签单。这使得人们难以进行比较选购。

打击保险公司这种推诿行为的办法很简单,至少在概念上如此。我们可以直接命令保险公司不得拒绝向生病的人提供保障。通过强制保险商按与健康人同等条款为生病的人提供保障,我们可以防止人们在需要医疗时被扔下不管。此外,我们还可以要求保险商向所有人公开自己的费率,并允许人们在不同保险商之间自由选择。

ACA 最受欢迎的部分正是这么做的。它们要求保险商接纳所有上门投保者(称为"强制售保",guaranteed issue),禁止保险商在人们患病时取消保障(称为"强制续保",guaranteed renewability),限制健康人与病人之间的保费差额(称为"修正的社区定价",modified community rating),还禁止对保障设置终身限制。法律还要求各州政府或联邦政府建立一个在线保险交易所,让人们更方便地买到保险。有意向人们出售保单的保险计划要申请加入交易所,对所有人收取几乎同样的保费。[22] 上述做法了无新意,不过是在许多州已经颁布和实施的监管基础上延伸而已。[23] 就连保险公司对这些监管也不觉得奇怪。

但是,这里有一个陷阱:落实这些监管措施会产生意想不到的后果。允许患病的人随时获得保障无异于号召健康的人们延迟购买保险,直到他们真的需要。如果可以在生病时马上获得保险，又何必现在购买自己尚不需要的保障呢？问题是，如果健康人退出市场，其余人的保费就必须上涨；没有保险商会按平均价格为成本最高的人提供保障，但收取的保费低于这些人的花费。随着保费上升，更多人——剩下的人中间那些最健康的——陆续退出保险。由此形成的净效应是一种"死亡螺旋"（death spiral）：越来越少的人们按照越来越高的价格获得保障。[24] 如果没有一种机制抑制这种动态，监管将会产生严重问题。

保险监管起作用的唯一办法，是保证几乎所有人——无论患病还是健康——几乎始终得到保障。有些经济学家宣称，除非健康的人被强制购买保险，否则根本不应该推出保险监管。奥巴马政府的司法部在美国最高法庭考虑ACA中的强制购保条款是否违宪时就是这样解释的。[25] 它向最高法庭提出，如果推翻了所有人必须购买保险的规定，那也得推翻保险商必须按照公平基础向所有人出售保险的监管。其他人认为局面不至于这么糟糕，认为通过慷慨的补贴就可以防止保险市场瓦解。最后，最高法庭支持了所有个人都必须购买保险的强制规定，保险监管是否需要被推翻的问题也随之失去讨论意义。

所有人都认同，保险监管若想成功，保险费用就必须总体上是人们承受得起的。因此，保险改革与保费补贴问题直接关联，我们不能接受一个而拒绝另一个。这就将我们带回到补贴的成本问题。

在医疗保健中，条条道路通向成本，而且是惊人的成本。美国人每年在医疗保健上的平均支出为 8 000 美元，包括个人自掏腰包的金额、保险商（或雇主）代为支付的金额，以及政府以征税形式筹集的用于资助公共医疗保健项目的资金。㉖如图 1.2 所示，美国是其他富国平均支出的两倍以上。

人均支出（美元）

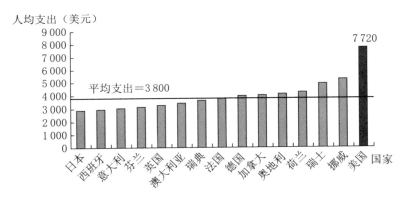

资料来源：数据由 OECD 搜集，*Health at a Glance 2011：OECD Indicators*（2011），table 7.1.1，www.oecd.org/health/health-systems/49105858.pdf。

图 1.2　高收入国家的医疗支出（2009 年）

由于美国比别国更加富裕，它在医疗保健上的支出自然也应该更高。但是，单单用收入无法解释上述差异。即便以占收入的比例而论，美国医疗支出仍然比别国高出 50％。

美国的医疗保健费用过去要便宜得多。1960 年,(通胀调整后的)人均医疗支出约为 900 美元,仅为今天的十分之一。如图 1.3 所示,1960 年美国的医疗支出占 GDP 的比例与其他国家的支出是旗鼓相当的(仅高出 10%)。过去 50 年来,美国医疗保健支出每年比整体经济增长高出将近 2 个百分点。尽管所有国家的医疗支出增长都超过 GDP 增长,美国的这种差距始终比别的国家大。由此造成的结果是,美国与类似的富裕国家之间的支出差别越拉越大,2007 年这种差别达到 55%。

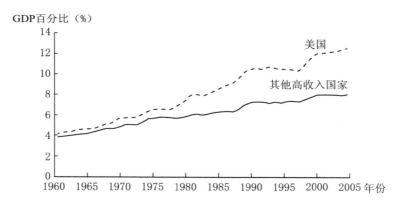

注:"其他高收入国家"是指图 1.2 中的那些国家。由于长期保健服务住院部分的处理存在差异,数据只给出了急性病医疗服务(通常包括医院、医生和处方药)。有些国家在不同年份更换了医疗支出的估算方法。这些数据中断通过提高或降低中断前一年的支出进行了调整(假定中断当年的支出按中断前后一年的平均水平增长)。参考 David M. Cutler and Dan Ly.,"The(Paper) Work of Medicine: Understanding International Medical Costs," *Journal of Economic Perspectives* 25, no.2(2011):3—25, www. aeaweb.org/articles.php?doi=10.1257/jep.25.2.3.

资料来源:数据来自 OECD 的报告, *Health at a Glance 2011: OECD Indicator*(2011), table 7.1.1, www. oecd. org/health/health-systems/49105858.pdf。

图 1.3 急性病医疗支出占 GDP 比例(1960—2008 年)

多数估计都表明，医疗支出增长快于 GDP 增长的趋势将会持续下去。美国国会预算办公室（CBO）和健康与人类服务部（HHS）的精算师认为，医疗保健成本增长将会在某个不确定的未来超过收入增长 1⅓ 甚至更多。㉗

注意这里强调的是医疗总支出，而不只是 Medicare 和 Medicaid。无论公立还是私立医疗保健计划的成本都在逐年增长，而且增长速度大致相同。美国面临的是医疗保健成本问题，而不只是政府计划的成本问题。

医疗保健支出增长超过经济增长带来的后果是深远的。税收收入随经济增长而增长。医疗成本增长得比经济增长更快意味着政府的负担会越来越重。这种负担在萧条时比在扩张时更加严峻，但绝不会消失。在企业层面，普通企业的销售额增长与经济增长也大致同步。因此，当医疗保健增长快于 GDP 时，雇主的健康保险计划也会出现融资问题。这些成本几乎总是会被转嫁给劳动者，他们拿到手的工资增长会慢于劳动生产率的增长。㉘

接下来，家庭将从各个方面感受到医疗成本上升带来的压力：健康保险成本上升；医生诊所的共担金额提高；劳动者拿回家的薪资增长微薄；税收越来越多地从教育、公共事业、环境保护和其他领域流向医疗保健领域。

真正重要的问题是这种支出花得值不值。我们越来越多地投入医疗保健领域的钱是否有价值？如果钱花得不值，我们又该怎样改善呢？（经济学家所说的）价值命题，是所有医疗保健中最重要的问题。后文将讨论这一问题。

注释

① 本段及接下来两段的统计数字引自 Robert J. Blendon，John M. Benson and Kathleen J. Weldon，*The Medical System and the Uninsured*，Health Priorities Survey Report（Robert Wood Johnson Foundation，2009）。2009 年，有 54％的响应者提到成本，35％提到保险，16％提到可及性，13％提到糟糕的质量。

② Henry J. Aaron and Stuart M. Butler，"Four Steps to Better Health Care," *Washington Post*，July 6，2003.

③ "Remarks by the President to a Joint Session of Congress on Health Care," Sept. 9，2009，www. whitehouse. gov/the_press_office/Remarks-by-the-President-to-a-Joint-Session-of-Congress-on-Health-Care.

④ *3-27-10 Senate GOP Leader Mitch McConnell Delivers Weekly GOP Address on Health Care*，YouTube，Mar. 2010；"McConnell on Health Bill：'We Can Do Better，'" *CNN*，Mar. 27，2010.

⑤ Carmen DeNavas-Walt，Bernadette D. Proctor，and Jessica C. Smith，*Income*，*Poverty*，*and Health Insurance Coverage in the United States*：*2010*（Washington，DC：U.S. Census Bureau，2011）.

⑥ Sara R. Collins，Michelle M. Doty，Ruth Robertson，and Tracy Garber，*Help on the Horizon*：*How the Recession Has Left Millions of Workers without Health Insurance*，*and How Health Reform Will Bring Relief—Findings from the Commonwealth Fund Biennial Health Insurance Survey of 2010*（Commonwealth Fund，2011）. 另请考阅 the Medical Expenditure Panel Survey：http://meps. ahrq. gov/mepsweb/data_files/publications/st336/stat336.pdf；and the Survey of Income and Program Participation：www.census.gov/prod/2006pubs/p70—106.pdf.

⑦ P.F. Adams，W.K. Kirzinger，and M.E. Martinez，"Summary Health Statistics for the U. S. Population：National Health Interview Survey，

2011," National Center for Health Statistics, *Vital and Health Statistics* 10, no. 255(2012). 在这项调查中,43%的受访者提及了有与成本直接相关的原因。

⑧ Kaiser Family Foundation and Health Research and Educational Trust, *Employer Health Benefits: 2012 Annual Survey*(Kaiser Family Foundation, 2012).

⑨ Blendon, Benson, and Weldon, *The Medical System and the Uninsured*.

⑩ Institute of Medicine, *Insuring America's Health: Principles and Recommendations*(Washington, DC: National Academies Press, 2004).

⑪ *A Qualitative Analysis of the Heritage Foundation and Paul Group Proposals to Restructure the Health Insurance System*(Washington, DC: Congressional Budget Office, 1994).

⑫ "Session Laws," *Acts*, *2006*, *Chapter 58: An Act Providing Access to Affordable*, *Quality*, *Accountable Health Care*, General Court, Apr. 2006.

⑬ Kaiser Commission on Medicaid and the Uninsured, *Medicaid Eligibility*, *Enrollment Simplification*, *and Coordination under the Affordable Care Act: A Summary of CMS's August 17*, *2011 Proposed Rule and Key Issues to Consider*(Henry J. Kaiser Family Foundation, 2011), table 1: Medicaid Eligibility Categories under the Proposed Rule. 没有资格获得医疗补助的新移民将通过该交易所获得保险,他们将支付收入的2%购买保险。

⑭ *CBO's Analysis of the Major Health Care Legislation Enacted in March 2010*, *before the Subcommittee on Health*, *Committee on Energy and Commerce*, *U.S. House of Representatives*(2011)(testimony of Douglas W. Elmendorf, Director).

⑮ Henry J. Kaiser Family Foundation, *Summary of New Health Reform Law*, issue brief, updated April 2013, http://kff.org/healthreform/fact-sheet/summary-of-new-health-reform-law/.

⑯ Congressional Budget Office, Letter to the Honorable Nancy Pelosi, March 20, 2010, table 4.

⑰ 其实人们还有其他顾虑。比如,有人担心补贴逐步退出带来的隐性税率。由于我们关注的主要是医疗成本,在这里不谈这个问题。

⑱ Carmen DeNavas-Walt, Bernadette D. Proctor, and Jessica C. Smith, *Income, Poverty, and Health Insurance Coverage in the United States: 2010* (Washington, DC: U.S. Census Bureau, 2011), table A2.

⑲ 据估计,2016 年联邦支出将达到 4.1 万亿美元。参考 *The Economic and Budget Outlook: Fiscal Years 2012—2022* (Washington, DC: Congressional Budget Office, 2012)。

⑳ Peter J. Cunningham, *State Variation in Primary Care Physician Supply: Implications for Health Reform Medicaid Expansions*, issue brief no.19(Center for Studying Health System Change, 2011).

㉑ *The Long-Term Outlook for Health Care Spending* (Washington, DC: Congressional Budget Office, 2007), table 3: Excess Cost Growth in Medicare, Medicaid, and All Other Spending on Health Care.

㉒ ACA 允许保费随年龄、地区、是否吸烟及其他健康行为而变动。

㉓ 包括纽约、马萨诸塞州、新泽西和其他州。Jeffrey Clemens, "Regulatory Redistribution in the Market for Health Insurance," *Social Science Research Network*, Sept. 6, 2012, http://ssrn.com/abstract=2033424 or http://dx.doi.org/10.2139/ssrn.2033424。

㉔ David M. Cutler and Sarah J. Reber, "Paying for Health Insurance: The Trade off between Competition and Adverse Selection," *Quarterly Journal of Economics* 113, no.2(1998).

㉕ *Department of Health and Human Services, et al., Petitioners v. State of Florida, et al.*, Supreme Court of the United States, no.11—398.

㉖ *National Health Expenditure Data* (Centers for Medicaid and Medicare Services, 2010), table 1. 下一段的参考文献同为此。

㉗ *The Long-Term Outlook for Health Care Spending* (Washington, DC: Congressional Budget Office, 2007), table 3: Excess Cost Growth in Medicare, Medicaid, and All Other Spending on Health Care.

㉘ Lawrence H. Summers, "Some Simple Economics of Mandated Benefits," *American Economic Review 79*, no.2(1989):177—183; and Jonathan Gruber, "The Incidence of Mandated Maternity Benefits," *American Economic Review* 84, no.3(1994):622—641.

2 价值为纲

全部的医疗支出究竟花到哪里去了？人们通常认为，高额支出包含了保险公司和医药公司的超额利润、高额的广告与营销费用以及发给医疗保健公司 CEO 们的天价薪酬。根据消费者联盟（the Consumers Union）的一项调查，分别有 76％和 77％的受访者将医药公司和保险公司列为高成本的罪魁祸首。只有 59％的受访者提到医院，47％提到医生。[①]

但是，人们的上述认知是错误的。图 2.1 表明，医药支出总共只占医疗支出的 10％，保险公司的管理成本仅占7％。相比之下，医院成本（33％）与专业服务（28％，包括医生与牙科专家）所占的比重大得多。

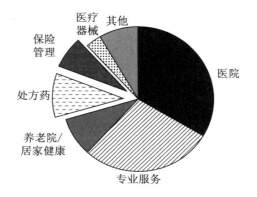

资料来源：数据由 CMS 汇编，*National Health Expenditure Accounts*，www. cms. gov/Research-Statistics-Data-and-Systems/Statistics-Trends-and-Reports/NationalHealthExpendData/Downloads/tables. pdf。

图 2.1　医疗支出的分布（2011 年）

　　假如超额利润真是高支出的原因，解决医疗保健成本问题的办法就简单了，只需挥着监管和减支的大刀砍向广告、营销和 CEO 薪酬。但令人遗憾的是，我们必须进入医疗保健使用的主要领域（也就是患者找医生和医院看病）才能找到真正的答案。要改变医疗系统的这些方面可不容易。

　　支出的水平反映了医疗保健的使用，支出的增长也是如此。尽管保险的管理成本与处方药支出在逐年增加，但大致与医院和医生成本保持同步。不管支出流向哪里，所有医疗保健项目都比过去更贵了。

　　那成本为什么上涨了呢？关于医疗体系的一个根本事实是，救死扶伤的水平已经变得明显地越来越先进。考虑心脏病与早产儿这两个不同医学领域的实例。[②] 1960 年,美国的医疗支出只比现在的十分之一多一点,治疗心脏病并不贵。对心脏病发作的标准治疗方法是卧床休息:在医院病床上躺 6 周,再回家休息 6 个月。手术并非常规,就连如今常用的药物治疗(比如降低胆固醇或血压的药品)在当时也没有。

慢慢地,医学研究者开发出了新的心脏病治疗方法,尤其针对更严重的病情。心肌与冠状动脉诊断性成像让外科医生得以尝试新的心内直视手术技巧。这些技巧可以将血流改道绕开堵塞的冠状动脉(冠状动脉旁路移植术),或者重新打开变窄的冠状动脉(血管成形术,通常要植入支架)。冠状动脉治疗室专门监控此类患者的医疗。新推出的高价药减少了疾病发作与复发。结果是医疗支出激增。一次心脏病发作后的治疗从相当便宜猛增到人均 30 000 美元。

同样的模式在早产儿保健上也很明显。1960 年,这类保健基本上不存在,许多早产儿出生后因为肺活量不够很快夭折。如今,这些婴儿会在专业化的重症监护室接受治疗,医生会给孩子涂上合成表面活性剂,打开孩子的小肺囊,通过手术修复先天性异常,并通过药物治疗和监控防止感染。但这同样代价不菲。一个早产儿在出生的第一年当中接受的医疗保健的成本通常将近 50 000 美元。[③] 在接下来的日子里,可能还要再花更多成本治疗早产引发的并发症。

在患者身上多花钱（通常）会改善健康。这同样适用于心血管疾病和出生时体重偏低的婴儿。心血管疾病的死亡率自 1950 年以来已经下降了 50％以上，这至少有部分是因为新增的支出。与此类似，新生儿的死亡率自 1950 年以来也下降了 50％。

这些生存率的提高价值不菲。在一个拥有多数生活必需品的社会中，人们高度重视自身的健康。我们愿意为或许从来用不上的安全器械付费，对危险的工作索取更高的工资补偿，宁可拉高商品价格也要支持政府降低化学风险的行动。通过对人们种种决策的分析，经济学家已经能够估计出人们愿意为生命的延长付多少钱。为了让这种估算在不同年龄组之间可比，"生命的价值"（这是个专业术语）通常按年来表达。人们愿意为多活一年放弃什么？通过大量的研究，学者们得出的总体估算结果是，健康地活一年大约值 10 万美元，介于 5 万—20 万美元之间。④

按照这些估值，医学进步的好处显著超过成本。降低出生时体重偏低婴儿的死亡率让许多婴儿的生命延长了大约 70 年。免于心脏病发作死亡的人们的存活期更短，但也很可观，总体上大约是 5 年。成本确实高昂，但收益同样可观。

事实上，收益通常超过成本。1960—2000 年，预期寿命因为心血管疾病的死亡率下降提高了大约 5 年。对这种寿命延长的经济学估值大约是 50 万美元，这明显高于每次心脏病发作治疗所花的 3 万美元。事实上，当经济学家直接计算医学进步的成本与收益时，通常都会得出这种医疗的收益是成本的 5—10 倍的结论。

人们并不亲自做这种计算，但很多人都理解上述结果。当人们被问到究竟是想通过减少 Medicare 支出还是加税来解决 Medicare 面临的成本问题时，人们通常会选择加税。⑤

既然医疗支出这么有价值，为什么人们还普遍认为存在成本问题呢？人们关心的真正问题并不是所有成本增长都过度了，而是有些支出是不必要的，而且浪费金额惊人。美国每年在医疗保健上花费大约 2.5 万亿美元。健康经济学家最乐观的推测是，大约有三分之一（每年将近 1 万亿美元）的支出并未带来健康结果的改善。换言之，我们每年可以剔除 1 万亿美元的支出，同时保持更好的健康水平。从个人层面计算，这意味着每年人均医疗支出减少 2 000 美元以上。

理解过度支出严重性的一种方式是用前一章的数据进行国际比较。在那里我们指出，美国的医疗保健支出高于世界上任何国家，但这些额外支出的价值似乎有限。美国的健康结果并未优于其他地方，即便对心脏病发作患者或由其他急性病的患者也是如此。⑥这与医疗支出的逐年增长形成鲜明反差：支出增加伴随着明显的健康改善。

　　跨期的纵向支出增长与跨国的横向支出差额之间的区别很重要，医疗保健技术的可得性在逐渐提高。但是，在给定的静态时点上，国与国之间在医疗技术上的知识却是类似的。因此，国际差异不在于能做什么——除了极端贫穷的国家，它们确实面临技术可及性的约束——而是使用了多少技术，以及为技术付多少费。通过与别国的比较，我们发现美国在低价值环境下使用技术，并为相同的治疗付费更多。

　　下面更正式地阐述这一点。最近的许多研究详细审视了美国医疗保健的提供效率。这包括美国医学研究院（IOM）、Medicare 与 Medicaid 前任主管以及富有影响力的外部研究队伍开展的研究。⑦上述研究得出的结论浓缩在表 2.1 中。过度的成本支出发生在以下六个领域。

表 2.1　过度的医疗支出

领　　域	实　　例	成本 （10 亿美元）	占总支出 百分比（%）
糟糕的医疗服务提供不必要的服务	下背部手术、选择性引产、支架植入	192	7
医疗服务提供失败	医疗事故	128	5
医疗协同失败	风险因子控制不充分，慢性病药物使用不当，重复入院	35	1

领　域	实　例	成本 （10亿美元）	占总支出 百分比（%）
行政成本超支	结账与保险相关服务	248	9
离谱的价格	MRI价格	131	5
欺诈/滥用	家庭保健欺诈	177	7
总计		910	34

注:该表显示的是对过度医疗保健支出的中值估计。

资料来源:Donald M. Berwick and Andrew D. Hackbarth, "Eliminating Waste in U.S. Health Care," *Journal of the American Medical Association* (2012):E1—E4，http://jama.jamanetwork.com/article.aspx?articleid=1148376.

不必要的服务

不必要的服务是指那些本来不需要但却被提供了的服务。每年有将近2 000亿美元被花在过度使用的医疗服务上。

过度使用医疗的典型代表是背疼的治疗。下背部疼痛是美国最常见、也最昂贵的疾病之一。每10个美国人中就有8个在一生中体验过下背部疼痛，[⑧]15%—20%的人每年都会疼。仅2005年，美国人在脊椎治疗上就花费了860亿美元。[⑨]所提供的治疗既有相对便宜的（肌肉松弛药、止疼剂），也有非常昂贵的（MRI和脊椎手术）。

背疼可以分为简单和复杂两种。简单的背疼范围有限，严重的背疼通常会在身体其他部位表现出来，包括腿疼、发热和排泄紊乱。针对简单与复杂背疼的最优治疗也不相同。如果疼痛是因为小事情引发（比如肌肉拉伤所致），一般无需手术。此时,物理治疗效果更好,而且便宜得多。⑩只有在更为复杂的病例中,MRI、脊椎手术之类治疗通常才是必要和妥当的。

尽管有证据表明简单病例通常无需做背部手术,但实际上这类病例的治疗强度往往比临床状况所要求的强度大得多。美国脊椎手术的频率是其他国家的2倍,而且手术率还在逐年提高。⑪美国各地区之间的背部手术率也存在差别。图2.2显示,对Medicare受益人而言,美国西北部、中西部地区以及南部部分地区(尤其是阿拉巴马)的背部手术率最高,新英格兰的最低。高使用地区与低使用地区之间相差6倍。

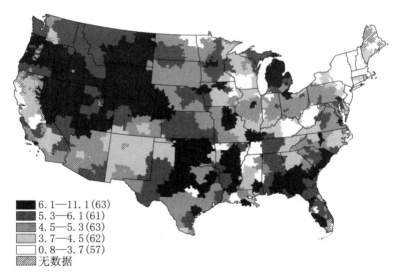

6.1—11.1(63)
5.3—6.1(61)
4.5—5.3(63)
3.7—4.5(62)
0.8—3.7(57)
无数据

注:背部手术率从每1 000人大约2次到6次手术不等。这种差异与患者需要无关。图中括号内的数字表示每一类别中医院转诊地区的数量。
资料来源:达特茅斯学院热心的克里斯汀·布罗纳(Kristin Bronner)利用非公开数据制作了此图。

图2.2 每1 000名Medicare参保人的背部手术量

这种手术率差异并非因为患者需要。研究表明,只有十分之一的手术地理差异缘于患者人群本身的性质。[12]事实上,这种差异是因为医疗流程组织混乱(无序)所致。初级保健医生(PCP)只管理部分背疼患者,其他患者则被转诊给整形外科医生,后者通常会预定 MRI 并建议动背部手术。[13]

过度使用医疗的第二个实例是选择性诱导早产。医学文献清楚地表明,选择性引产只应针对妊娠超过 39 周的孕妇。[14]提早引产的后果是剖腹产率高,新生儿使用重症监护室频率增加。[15]遗憾的是,提早引产已经成为一种常态。高达 40%的引产发生在妊娠 39 周以前。[16]多种因素造成了这种医疗过度使用,比如方便孕妇和医生,希望孩子由自己信任的医生接生,等等。几乎可以肯定的是,接受早产引产的孕妇并未意识到这一决策的风险;对很多医生而言,风险也并非是迫切的考虑。

第三个不必要医疗的实例是支架植入(正规术语叫经皮冠状动脉介入治疗,简称 PCI)的过度使用。冠状动脉支架通常用于动脉向心脏供血堵塞;支架与球囊动脉成形术共同保持血管壁畅通。2004 年,有 100 多万个支架被植入。[17]

有些支架植入显然是有价值的。[18]研究表明,在心脏病发作之后立即放入支架可以降低死亡率。[19]但是,在其他情形下使用支架的效果就没那么明显了。很多人只是轻度胸部疼痛或有心脏病发作史,医生担心将来可能出现新的冠状动脉事件。预防性地植入支架对这样的患者有用吗?大量临床研究试图确定支架植入对此类病例的价值。尽管人们普遍相信支架植入有益,但研究的总体结论与此相反。

2006 年和 2007 年发表的研究发现,对冠状动脉疾病稳定(含义是在消耗体力时发作,休息就没事)的患者,支架植入在预防死亡或未来心脏病发作方面并未比医学疗法更有效。[20]很多心脏病专家都认可这些研究,但仍然相信支架植入改善了生存质量。可惜,这也被证明是错误的。2008 年发表的一项研究发现,支架植入并未对患者的生存质量产生显著的积极效应。[21]

尽管有这些研究结果,支架植入依旧盛行,哪怕是冠状动脉病情稳定的患者。多达 85% 的支架植入是针对疾病稳定的患者,而平均每个支架的成本大约是 15 000 美元(包括手术与住院费用)。[22]

这些不必要医疗的实例凸显了一个有关医疗保健浪费的核心事实。并非所有类型的医疗都是不必要或不合适的。脊椎手术、引产与支架植入在合适的患者身上做都是极有价值的服务。关键是,在某些情形下医疗用得妥当,在其他情形下却用得不妥当。医疗体系没能区分好妥当的医疗与不妥当的医疗。打个比方,医疗保健的浪费就像是牛肉里的脂肪层。我们不能简单地切下整块肉,而必须用一把纤细灵巧的小刀剔除不想要的部分。

无效率地服务提供

无效率地服务提供代表对医疗保健系统的滥用。这包括发生医疗事故的服务，或因糟糕的基础设施产生的不当医疗。

医院感染（HAI）或在接受另一种疾病治疗过程中被感染，是无效率医疗提供的主要实例。据估计，每 100 名住院患者中大约有 4.5 例 HAI。2002 年，将近 99 000 人死于某种 HAI。估计表明，HAI 每年产生的成本大约为 400 亿美元。[23]

HAI 的一个经典实例是一种名为 CLABSI 的中央静脉插管引发的血流感染。中央静脉插管是插入颈部、胸部或腹股沟的静脉用于监控血液、注射药物或提供营养的一种小导液管。它为需要多次注射或难以找到静脉的患者提供了进入血液循环的方便途径。但是，未经过消毒程序或未定期更换的中央静脉插管可能诱发感染。若没有妥当的预防措施，来自护士或医生的手或附近的表面的环境病菌可能会在进入静脉之前污染导管或针头，让细菌得以侵入血液。[24]血液感染后果严重，可能致命或延长住院。

医务人员可以遵循操作规范从根本上消灭这类感染。[25]约翰斯·霍普金斯大学的彼得·普罗诺沃斯特（Peter Pro-novost）率先使用这些规范，并证明医疗机构可以利用这些规范彻底消灭感染。[26]这些规范基本上是标准化安全卫生实践：确保提供者洗手、保证病区消毒、更换导管以及其他经常使用的用具。然而，这些指南的普及使用程度仍然较低。据美国疾控中心（CDC）估计，普遍遵守普罗诺沃斯特规范消灭 CLABSI 每年将可以节约高达 90 亿美元。[27]

美国多数工业领域的失误率都被大大降低了。举一个实例，2001—2010 年西方制造的飞机的失事率（每百万次飞行中机体被摧毁的次数）下降了 42%。发生航空事故的概率现在是 160 万分之一。[28] 相比而言，医疗事故的死亡率相当于每天有一架中型喷气式客机坠毁。

当然，医疗保健不同于开飞机或造汽车。飞行员飞的是常规路线，制造商在转产前很长时间内通常只制造一种产品。医疗保健的产品则必须对每位客户度身定做。因此，某种程度的失误率在所难免。

但是，这个托辞难以令人信服。尽管人人都会犯错误，好的系统会在错误致命之前及早发现。这是对中央静脉插管插入制定核查清单的出发点。回到飞机失事率下降的例子。在《异类》（Outliers）一书中，马尔科姆·格拉德威尔（Malcolm Gladwell）讨论了航空公司是如何降低事故的，其中重点探讨了韩国航空 1997 年在关岛的坠机事件。[29] 韩国航空的 801 航班因在着陆前过于靠近地面，导致飞机坠入山谷，228 名乘客遇难。这次坠机有许多原因，机组人员之间的无效沟通显然是其中之一。[30] 副机长和飞行工程师都注意到了飞机太靠近地面,但他们对机长发出的警报都因权威不够而被置若罔闻。就连计算机化的地面距离预警系统也被忽略。[31]

对机舱文化的反思暴露了其中的缘由。韩国航空的飞行管理等级森严。机长掌控着一切,其余人都得对他唯命是从。这种服从恰恰是酿成空难的关键。由于机舱缺乏团队文化,导致飞机最终坠毁。

医疗保健与韩国航空的例子相似。医生统领一切,其余人都得听命于他。在这种局面下,失误可能酿成严重后果。[32]航空公司已经引入系统方法来提升质量,但医疗保健却没有这么做。完全服从机长已经不再受到鼓励,但完全服从一名高级外科医生仍然是常态。这解释了为何空难事故急剧下降,但医疗保健的失误几乎依然如故。由此造成的后果是重大的健康与财务损失。

疏于预防

忽视预防是没有充分使用(underuse)医疗保健系统。通过提早提供正确的保健,我们可以改善健康,而且往往能为将来省钱。

预防分为初级、二级和三级三大类。初级预防(primary prevention)是指防患于未然,戒烟就是一个例子。二级预防(secondary prevention)是防止慢性病发展成为急性病。一名高血压患者可以通过服降压药来降低中风的概率。三级预防(tertiary prevention)是指控制住急性病。一名患有充血性心力衰竭的患者可能已经错过了初级与二级预防的机会，但仍可以受益于三级预防。

三级预防带来的成本节约最大。大约有20％的Medicare受益人在出院后一个月内因为非常相似的病情重新入院。[33] 通常的原因是，这名患者并未在干预期内看医生或护士，很多人也没有恰当地服药。防止重新入院其实并不难。只要保证患者理解并遵守服药建议，在出院后按时复诊，就可以避免大量重新入院。美国很多医疗组织已经找到了解决这一问题的办法，并实现了非常低的重新入院率。[34] 在全美范围内普及这种做法带来的结余可能是巨大的。估计表明，Medicare每年花在重新入院上的280亿美元总支出中大约有一半可以通过已知的干预措施节省下来，若将重新入院降低到系统最优的水平，所节约的金额会提高到3倍。[35]

相比之下，初级与二级预防带来的财务结余推测成分更大，因为成本可观，但收益分散。比如，戒烟是有成本的（比如，尼古丁替代疗法），而且会导致未来医疗成本增加（吸烟者很少活到需要长期养老保健）。但是，的确有研究表明初级与二级预防会节约资金。[36]

行政成本超支

行政成本是花在医疗保健文书处理上的时间与精力，包括结账、转诊和开证明。有套庞大的基础设施支持这些行政任务。每名在办公室坐诊的医生配有2.2名行政人员，每个医院床位配有1.5名行政人员。[37]美国医疗保健总支出中有14％属于行政费用。[38]这是心脏病医疗支出的2倍，癌症医疗支出的3倍。

这笔金额毫无疑问可以降低。据美国医学研究院估计，每年行政成本可以砍掉将近2 500亿美元不仅不会产生负面后果，反而会提高患者与医生的生活质量。[39]

这些行政人员究竟在忙什么呢？图2.3列出了行政成本的高层次分类。[40]其中一部分是忙着开证明（credentialing）。医生每年平均要提交18份证明申请（每个保险商、医院、移动手术机构等都要求提供不同的证明），每份申请都要耗费工作人员70分钟时间和医生11分钟时间。认证（verifying）服务资格也代价不菲。每天必须给20—30名患者认证保险信息，其中包括3—4名需要口头认证的患者。由于人们经常更换保险计划，收取的成本分担因计划和历史用量而异（比如，患者已花了多少可减免的费用），判断一名患者该收多少费用格外困难。由于理赔报告存在时滞，提供者常常还得在事后向患者额外收费。

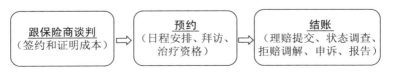

图2.3　提供者收入循环的行政复杂性

最后,大量时间花在结账(billing)和收费(payment collection)上。[41]医生平均每周有3起理赔会被拒,且必须重新报账。理赔之所以被拒,通常是因为需要提交额外文件(由于计算机系统落后而无法电子提供),或保障状态不明确。四分之三的被拒付账单最后还是得到了赔付,但为获得赔付付出的行政成本高昂。事实上,行政负担随着保单复杂性而上升,行政管理的技术却没有及时跟上来。

行政负担因支付者而异。Mediare 的行政成本低,其他国家中多数由政府运营的系统也是如此。这是因为 Medicare 保障的服务没有用量审查或预先授权要求,结账也不拖泥带水。私人保险的行政成本更高,但赔付更为慷慨。

离谱的价格

不同提供者对同样的医疗服务收取的价格差别极大。图 2.4 举了一个实例:2009 年马萨诸塞州不同医院对腹部 CT 扫描的价格。要价最高的医院收取的价格比要价最低的医院高出将近 4 倍。由于腹部 CT 扫描相对简单,这种价格差别未反映重要的质量维度,而是反映了市场权力。收费更高的医院(Children's Hospital、Massachusetts General Hospital)名气最大,收费最低的是几家不那么受尊重的医疗机构。在一系列报告中,马萨诸塞州的司法部长已经确证,大型医疗保健提供者掌握了庞大的市场权力,并将其转化为更高的总支出与快速的支出增长。[42]

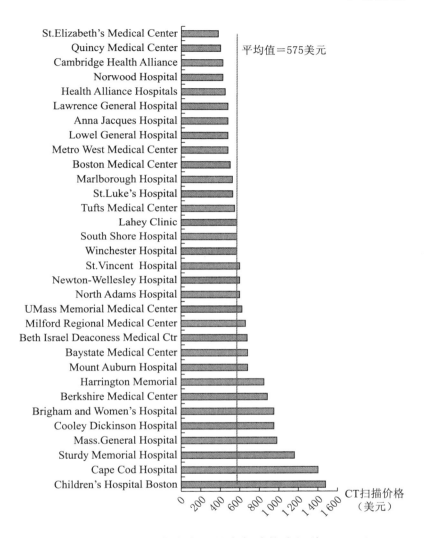

资料来源：数据由马萨诸塞州健康保险协会汇编，*2011 Aunnual Report*（Boston，MA：MAHP，2011），www.mahp.com/assets/pdfs/MAHP-Annual-2011-Report.pdf。

图 2.4　马萨诸塞州各医院腹部 CT 扫描的价格（2010 年）

据此估计，若价格被降低到竞争水平，美国医疗总支出可以降低大约 4%,相当于每年节约超过 1 000 亿美元。[43]

欺诈

医疗欺诈每年让美国人付出了数十亿美元的代价。[44]许多欺诈是直接针对政府保险计划的,尽管私人保险也存在这种情况。一项调查揭示,佛罗里达州迈阿密·戴德(Miami-Dade)郡的提供者们为骗取更高的报销,高报了它们对耐用医疗设备和 Medicare 开支。[45]两个家庭健康提供者 ABC Home Health Care 与 Florida Home Health Care 向 Medicare 开出了 2 500 万美元的不必要或伪造服务的账单。2012 年 1 月 5 日,这两家医疗机构的三名雇员被送进监狱。[46]根据(不太确定的)估计,总共大约有 3% 的医疗保健支出属于欺诈性支出。

表 2.1 中的六个类别中有四类与医疗服务提供差有关(行政成本与欺诈属于例外),要么太多,要么太少,要么是来自错误的提供者,要么发生在错误的环境。因此,进一步了解这种资源配置不当是有益处的。

这些错误的基本情况可以看图 2.5。多数人早年(刚出生或迈向成年时)都是相对健康的。随着年龄增长,人们往往会患上慢性疾病。如果这些疾病没有得到妥善管理,就会发展成重病,最后不得不接受急性和急救治疗。

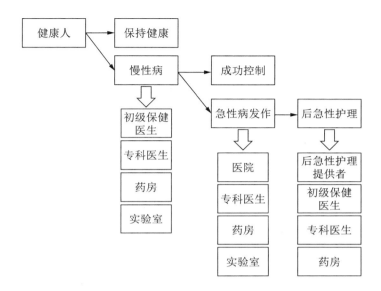

注：本图显示了健康如何演化以及患者何时使用医疗保健。
图 2.5　健康与医疗保健的进程

人们从大量不同提供者那里获得多种类型的医疗。初级保健医生（PCP）是许多常规医疗的提供者，专科医生处理特定疾病。此外还有医生、制药公司、实验室、养老院、家庭健康机构、耐用医疗设备供应商以及临终安养院。人们治疗一种特定疾病通常就需要其中许多服务，但这些提供者一般处于不同实际环境，并在独立组织实体中运营。这是造成问题的部分原因。

在图 2.5 中，预防不力表现为从健康状态滑向不太健康状态的过渡太过频繁，超出正常范围。无协同的医疗被定义为对既定健康状态的患者的管理不达标。

图 2.5 还有助于刻画钱在医疗保健中的去向特征。在重病人士(图中的急性医疗与后急性医疗)身上的支出占用了绝大部分的医疗保健资源。比如,在 Medicare 中,半数的医疗支出与一次住院的前 6 个月有关。[47]其余资金基本上都被用于发现和治疗慢性病,只有 2％被用于疾病预防。

支出集中在急性病上这一事实解释了为什么即使那么多人并未使用太多医疗,医疗总支出还会那么高。每年,所有医疗保健资源使用者中的前 1％,花费了医疗保健总支出的 30％,接下来的 4％的使用者使用了另外 30％。底部50％的人群只用了医疗保健资源总量的 3％。[48]

对医疗保健浪费现状的上述描述令人沮丧。浪费现象相当猖獗,而且似乎没有容易的解决办法。但是,困难的问题并非是无解的。在下一章,我们考察对成本问题的某些解决办法。

注释

① "Six Prescriptions for Health Care Change," *Consumer Reports*, March 2008, www.consumerreports.org/cro/2012/12/six-prescriptionsfor-health-care-change/index.htm.

② 部分信息来自 David Cutler, *Your Money or Your Life* (New York: Oxford University Press, 2004)。

③ *The Cost of Prematurity to U.S. Employers*, issue brief (March of Dimes Foundation, 2008).

④ George S. Tolley, Donald Scott Kenkel, and Robert G. Fabian, *Valuing*

Health for Policy: An Economic Approach (Chicago: University of Chicago, 1994); W. Kip Viscusi, "The Value of Risks to Life and Health," *Journal of Economic Literature* 31, no. 4 (1993): 1912—1946; and Kevin M. Murphy and Robert H. Topel, "The Value of Health and Longevity," *Journal of Political Economy* 114, no.5(2006):871—904.

⑤ *Kaiser Health Tracking Poll: Public Opinion on Health Care Issues* (Henry J. Kaiser Family Foundation, 2011).

⑥ David M. Cutler, "Equality, Efficiency, and Market Fundamentals: The Dynamics of International Medical Care Reform," *Journal of Economic Literature* (Sept. 2002):881—906.

⑦ Pierre L. Yong, Robert S. Saunders, and Leigh Anne Olsen, eds., *The Healthcare Imperative: Lowering Costs and Improving Outcomes*, Institute of Medicine Roundtable on Evidence-Based Medicine(Washington, DC: National Academies Press, 2010). 美国医学研究院再次审视了这个问题,并得到了类似的结果,参见 *Best Care at Lower Cost: The Path to Continuously Learning Health Care in America* (Washington, DC: National Academies Press, 2012); Donald M. Berwick and Andrew D. Hackbarth, "Eliminating Waste in U.S. Health Care," *Journal of the American Medical Association*(2012), E1—E4; Jules Delaune and Wendy Everett, *Waste and Inefficiency in the U.S. Health Care System: Clinical Care: A Comprehensive Analysis in Support of System-wide Improvements*(New England Healthcare Institute, 2008)。

⑧ Tarek M. Khalil, *Ergonomics in Back Pain: A Guide to Prevention and Rehabilitation*(New York: Van Nostrand Reinhold, 1993); Gunnar B.J. Andersson, "The Epidemiology of Spinal Disorders," in *The Adult Spine: Principles and Practice*, 2d ed. (Philadelphia: Lippincott-Raven, 1997), 93—141; and J.W. Frymoyer and William L. Cats-Baril, "An Overview of the Incidences and Costs of Low Back Pain," *Orthopedic Clinics of North America* 22, no.2(1991):263—271.

⑨ Brook I. Martin, Richard A. Deyo, Sohail K. Mirza, et al., "Expenditures and Health Status among Adults with Back and Neck Problems," *Journal of the American Medical Association* 299, no.6(2008):656—664.

⑩ Charles Kennedy, *Transforming Healthcare: Virginia Mason Medical Center's Pursuit of the Perfect Patient Experience* (Portland, OR: Productivity, 2010); Richard A. Deyo and Sohail K. Mirza, "The Case for Restraint in Spinal Surgery: Does Quality Management Have a Role to Play?" *European Spine Journal*, 18, no.3(2009):331—337.

⑪ Richard A. Deyo and Sohail K. Mirza, "The Case for Restraint in Spinal Surgery: Does Quality Management Have a Role to Play?" *European Spine Journal* 18, no.3(2009):331—337.

⑫ Jon D. Lurie, Nancy J. Birkmeyer, and James N. Weinstein, "Rates of Advanced Spinal Imaging and Spine Surgery," *Spine* 28, no.6(2003): 610—620.

⑬ 同上。

⑭ ACOG Committee on Practice Bulletins—Obstetrics, "ACOG Practice Bulletin No.107: Induction of Labor," *Obstetrics & Gynecology* 114, no.2(2009):1:386—397.

⑮ *Maternal and Neonatal Outcomes of Elective Induction of Labor: A Systematic Review and Cost-Effectiveness Analysis* (2008), cited in *Elective Induction of Labor: Safety and Harms*, rep. no.10-EHC004—3 (Agency for Health Care Research and Quality, 2009); Stacy T. Seyb et al., "Risk of Cesarean Delivery with Elective Induction of Labor at Term in Nulliparous Women," *Obstetrics & Gynecology* 94, no.4(1999): 600—607.

⑯ 此估计来自 2010 Leapfrog Hospital Survey，引自"Newborn Deliveries Are Scheduled Too Early, According to Hospital Watchdog Group," Leapfrog Group, Jan. 26, 2011, www.leapfroggroup.org/news/leapfrog_news/4788210。其他估计可参见 Laura Landro, "A Push for More Pregnancies to Last 39 Weeks," *Wall Street Journal*, Mar. 1, 2011；和 Steven L. Clark et al., "Neonatal and Maternal Outcomes Associated with Elective Term Delivery," *American Journal of Obstetrics and Gynecology* 200, no.2(2009):156.e1—156.e4。

⑰ Wayne Rosamond et al., "Heart Disease and Stroke Statistics—2007 Update: A Report from the American Heart Association Statistics Committee and Stroke Statistics Subcommittee," *Circulation* 115(2007):e69—e171, note 7.

⑱ Denise L. Campbell-Scherer and Lee A. Green, "ACC/AHA Guideline Update for the Management of ST-Segment Elevation Myocardial Infarction," *American Family Physician* 79, no.12(2009):1080—1086.

⑲ Ellen C. Keeley, Judith A. Boura, and Cindy L. Grines, "Primary Angioplasty versus Intravenous Thrombolytic Therapy for Acute Myocardial Infarction: A Quantitative Review of 23 Randomized Trials," *Lancet* 361, no.9351(2003):13—20.

⑳ Judith S. Hochman et al., "Coronary Intervention for Persistent Occlusion after Myocardial Infarction," *New England Journal of Medicine* 355, no.23(2006):2395—2407; and William E. Boden et al., "Optimal Medical Therapy with or without PCI for Stable Coronary Disease," *New England Journal of Medicine*, 356, no.15(2007):1503—1516.

㉑ William S. Weintraub et al., "Effect of PCI on Quality of Life in Patients with Stable Coronary Disease," *New England Journal of Medicine* 359, no.7(2008):677—687.

㉒ D.N. Feldman et al. "Comparison of Outcomes of Percutaneous Coronary Interventions in Patients of Three Age Groups(<60, 60 to 80, and>80 years) (from the New York State Angioplasty Registry)," *American Journal of Cardiology* 98(2006):1334—1339, note 7.

㉓ W.J. Martone et al., "Incidence and Nature of Endemic and Epidemic Nosocomial Infections," in J.V. Bennett and P.S. Brachman, eds., *Hospital Infections*(Boston: Little, Brown, 1992), 577—596, cited in R. Douglas Scott II, *The Direct Medical Costs of Healthcare-Associated Infections in U.S. Hospitals and the Benefits of Prevention*(Atlanta: Centers for Disease Control, 2009); Association of Schools of Public Health, "Estimating Health Care-Associated Infections and Deaths in U.S. Hospitals, 2002," *Public Health Reports* 122(2007):160—166; Yong, Sanders, and Olson, *The Healthcare Imperative*; Ashish K. Jha et al., "Improving Safety and Eliminating Redundant Tests: Cutting Costs in U.S. Hospitals," *Health Affairs* 28, no.5(2009):1475—1484;

and Martone et al., "Incidence and Nature," cited in Scott, *The Direct Medical Costs of Healthcare-Associated Infections*.

㉔ "Central Line-Associated Bloodstream Infection (CLABSI)," California Department of Public Health, www. cdph. ca. gov/programs/hai/Pages/CentralLine-associatedBloodStreamInfection(CLABSI).aspx.

㉕ Association for Professionals in Infection Control and Epidemiology, (APIC), *Guide to the Elimination of Catheter-Related Bloodstream Infections* (Becton, Dickinson, 2009).

㉖ Peter Pronovost et al., "An Intervention to Decrease Catheter-Related Bloodstream Infections in the ICU," *New England Journal of Medicine* 255, no.26(2006):2725—32.

㉗ Patricia W. Stone, "Economic Burden of Healthcare-Associated Infections: An American Perspective," *Expert Review of Pharmacoeconomics & Outcomes Research* 9, no.5(2009):417—422; and Scott, *The Direct Medical Costs of Healthcare-Associated Infections*.

㉘ "Aircraft Accident Rate Is Lowest in History," press release, International Air Transport Association, Feb.23, 2011.

㉙ Malcolm Gladwell, "The Ethnic Theory of Plane Crashes," in *Outliers: The Story of Success* (New York: Little, Brown, 2008); see also Ori Brafman and Rom Brafman, *Sway: The Irresistible Pull of Irrational Behavior* (New York: Broadway Books, 2009), which describes an airplane crash involving Royal Dutch Airlines (KLM) and Pan Am that demonstrates similar themes.

㉚ Eric Malnic, "Korean Air Admits Crew Made Mistakes in Guam Crash," *Los Angeles Times*, Mar. 26, 1998.

㉛ Matthew L. Wald, "Crew of Airliner Received Warning Just before Guam Crash," *New York Times*, Mar. 24, 1998.

㉜ Shobha Phansalkar et al., "A Review of Human Factors Principles for the Design and Implementation of Medication Safety Alerts in Clinical Information Systems," *Journal of the American Medical Informatics Association* 17, no.5(2010):493—501.

㉝ All the statistics in this paragraph are from Stephen F. Jencks, Mark V.

Williams, and Eric A. Coleman, "Rehospitalizations among Patients in the Medicare Fee-for-Service Program," *New England Journal of Medicine* 361, no.3(2009):311—312.

㉞ Yong, Saunders, and Olsen, eds., *The Healthcare Imperative*.

㉟ Estimates by Richard J. Gilfillan in ibid.; Glenn M. Hackbarth, *Reforming America's Health Care Delivery System: Statement before the Senate Finance Committee Roundtable on Reforming America's Health Care Delivery System* (Medicare Payment Advisory Commission, 2009).

㊱ Yong, Saunders, and Olsen, eds., *The Healthcare Imperative*, 25 (Thomas J. Flottemesch); and Dana P. Goldman et al., "The Value of Elderly Disease Prevention," *Forum for Health Economics & Policy* 9, no.2(2006):1—27.

㊲ David M. Cutler and Dan Ly, "The(Paper) Work of Medicine: Understanding International Medical Costs," *Journal of Economic Perspectives* 25, no.2(2011):3—25.

㊳ David Cutler, Elizabeth Wikler, and Peter Basch, "Reducing Administrative Costs and Improving the Health Care System," *New England Journal of Medicine* 367(2012):1875—1878; and Ezekiel Emanuel et al., "A Systemic Approach to Containing Health Care Spending," *New England Journal of Medicine* 367(2012):949—954.

㊴ Yong, Saunders, and Olsen, eds., *The Healthcare Imperative*; and James G. Kahn et al., "The Cost of Health Insurance Administration in California: Estimates for Insurers, Physicians, and Hospitals," *Health Affairs* 24, no.6(2005):1629—1639.

㊵ This analysis is drawn primarily from Employers Action Coalition on Healthcare Steering Committee, *Analysis of Administrative Simplification* (2003); and Mark Merlis, *Simplifying Administration of Health Insurance* (Washington, DC: National Academy of Public Administration/National Academy of Social Insurance, 2009). See also *Administrative Simplification for Medical Group Practices* (Medical Group Management Association, 2005).

㊶ Nick A. LeCuyer and Shubham Singhal, "Overhauling the US Health

Care Payment System," *McKinsey Quarterly*(2007)，1—11.

㊷ Though these findings are not without controversy: *Examination of Health Care Cost Trends and Cost Drivers: Report for Annual Public Hearing*, Office of Attorney General Martha Coakley, Mar. 16, 2010; Paul Dreyer, "Executive Summary," *Analysis of the Attorney General's Report Titled "Examination of Health Care Cost Trends and Cost Drivers"*(Partners Health-Care, 2011); and Thomas O'Brien, Letter to Brent Henry, Vice President and General Counsel, Partners HealthCare System, Inc., June 25, 2010, Commonwealth of Massachusetts Office of the Attorney General.

㊸ *Testimony before the Committee on the Budget*, *United States Senate Cong.*, 1(2012) (testimony of David M. Cutler, Otto Eckstein Professor of Applied Economics, Harvard University); and Yong, Saunders, and Olsen, eds., *The Healthcare Imperative.*

㊹ *Efforts to Combat Health Care Fraud and Abuse*, *Testimony before the Committee on Appropriations*, *Subcommittee on Labor*, *Health and Human Services*, *Education*, *and Related Agencies*, *U.S. House of Representatives Cong.*(2010) (testimony of William Corr, Deputy Secretary, Department of Health and Human Services).

㊺ *Report to the Congress: Regional Variation in Medicare Service Use* (Washington, DC: Medicare Payment Advisory Commission, 2011).

㊻ "Office Manager for Miami Home Health Company Sentenced to 78 Months in Prison for Role in $25 Million Health Care Fraud Scheme," press release, U.S. Department of Justice, Office of Public Affairs, Jan. 5, 2012.

㊼ David M. Cutler and Kaushik Ghosh, "The Potential for Cost Savings through Bundled Episode Payments," *New England Journal of Medicine* 366(2012):1075—1077.

㊽ Mark W. Stanton, "The High Concentration of U.S. Health Care Expenditures," Agency for Healthcare Research and Quality, www. ahrq. gov/research/findings/factsheets/costs/expriach/index.html.

3 成本迷障

"哪国的医疗保健体系是世界上最好的?"这是个问起来容易、答起来难的问题。这就好比你在足球赛季走进一家酒吧询问一群看球的人:"哪支队是今年最棒的?"你会得到各种信心满满的观点,但几乎不可能达成共识。

经济学家真是一帮较真的笨蛋,于是他们花了大量时间讨论这些问题。2000 年,世界卫生组织(WHO)将法国排在第 1 名,将英国排在第 18 名,这让英国人很气愤。阿根廷被排在巴西前面,巴西人的反应是试图停止对 WHO 的资助。美国被排在 37 位。总之,这不是什么愉快的经历。①

避谈具体的国家只评估医疗保健体系的类型似乎更容易,但意见仍然无法统一。宽泛地讲,对最优医疗保健体系有两种主导观点:单一支付制度的拥护者(single-payer advocate)和自由市场的支持者(free marketeer)。表 3.1 概括了这两类不同观点。

表 3.1　控制成本的方法

单一支付者	支付改革	消费者价格敏感度	
		保险选择	治疗选择
限制使用、消灭浪费,提高行政效率	激励提供者与消费者改善医疗	赋予保险商管理医疗的激励	提高使用服务时的成本分担

单一支付者阵营的主要代表是左翼组织;"支持国家健康计划的医生"是其中的领头羊。②单一支付医疗保健的拥护者环视全球,发现了一个共同趋势:政府在医疗保健体系中占据更大部分的国家的支出低于私人参与更多的国家,而它们的健康结果似乎也没有因此遭殃。在典型的欧洲国家,由政府买单的医疗保健平均达到总支出的 76%;在美国,这一比例为 48%。因此,对单一支付者的拥护者而言,更多的政府参与是降低医疗保健支出的自然解决办法。正如"支持国家健康计划的医生"所宣扬的:"在现行体系下,扩大医疗保健的可及性必然意味着增加成本,降低成本必然意味着限制可及性。但是,国民健康保险(NHI)体系可以扩大可及性同时又降低成本。"③

我们在前面看到美国的医疗保健支出比单一支付者国家高得多。与这一事实密切相关的是,美国的健康结果并未优于支出更少的国家。图 3.1 展示了富裕国家出生时的预期寿命与医疗支出占 GDP 比例之间的关系。预期寿命并不是度量医疗体系的理想指标——医疗保健之外的诸多因素都会影响寿命——但在这里是有用的。拟合线向右上适度倾斜,右下角有一匹离群之马:美国的医疗支出高得多,但健康结果低于平均水平。

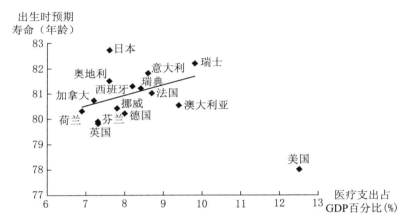

注:回归线的估计剔除了美国。

资料来源:数据来自 OECD,*Health at a Glance 2011*:*OECD Indictors* (2011),table 7.1.1,www.oecd.org/health/health-systems/49105858.pdf。

图 3.1　预期寿命与医疗支出的比较

重要的问题是其他国家是如何实现这些结果的。只是让政府为更多医疗保健买单并不必然意味着支出更低。比如,美国的 Medicare 就比加拿大的 Medicare 更贵。那么,这些国家究竟是怎样花的更少的呢?为简化起见,我们将政府高度参与的国家称为"欧洲"(尽管会有人反对,我仍然将加拿大和东亚划到这一阵营),然后将欧洲与美国进行对比。欧洲国家的做法有何不同呢?

美国与欧洲有三个主要区别。其一，美国相比其他国家对同样的服务付费更高。众所周知，美国品牌药的价格比世界上任何地方都高，④但这并非孤例。比如，MRI 在加拿大的平均成本约为 300 美元，美国的可比价格则约为 1 000 美元。⑤海外更低的价格部分解释了像日本这样的国家如何做到比美国有更多的 MRI，但支出更低。

医生的收入差别更大。美国普通的专科医生每年收入为 230 000 美元（表 3.2）。在加拿大，可相提并论的医生每年收入只有 161 000 美元。在法国，平均收入仅为 131 000 美元。只有荷兰的专科医生赚得比美国多。提供者收入的差异解释了美国和加拿大医疗保健支出三分之一的差异。此外，美国的专科医生比例也高于其他国家。总体而言，美国在更高的医生收入上的支出几乎与在更高的药物成本的支出一样多。⑥

表 3.2　医生收入的跨国比较

	专科医生			全科医生相对于高收入者的比例（%）
	平均收入（千美元）	收入相对比例（%）		
		人均 GDP	高收入者*	
美　　国	230	5.8	1.37	0.92
澳大利亚	173	5.3	2.54	0.98
加拿大	161	5.0	2.11	1.41
法　　国	131	4.4	1.47	0.92
德　　国	155	5.4	1.45	1.06
意大利	84	3.0	1.31	N/A

	专科医生			全科医生相对于高收入者的比例（%）
	平均收入（千美元）	收入相对比例：		
		人均 GDP	高收入者*	
荷　兰	286	8.7	2.56	1.06
新西兰	87	3.5	1.47	0.86
挪　威	79	1.9	0.78	0.68
葡萄牙	79	4.3	1.11	0.69
瑞　典	71	2.3	0.98	0.86
瑞　士	130	3.7	0.87	0.77
英　国	114	3.7	0.80	1.02
非美国均值	129	4.3	1.45	0.94
美国对非美国的比值	1.78	1.35	0.94	0.98

注：* 表示高收入者，指在收入分布中居于 95—99 百分位数之间的人。挪威和葡萄牙报告的是初级保健与专科医生的收入总和，这里基于瑞典（对挪威）和法国（对葡萄牙）全科医生与专科医生之间的差额进行了分配。

资料来源：本表摘自本人与 Dan Ly 的合作论文，基于 OECD 提供的收入数据。数据以 2004 年的美元为基准，像"国会研究服务"介绍的那样调整到 2004 年。参考 David M. Cutler and Dan Ly., "The（Paper）Work of Medicine： Understanding International Medical Costs，" *Journal of Economic Perspectives* 25，no.2（2011）：3—25。高端收入者的数据来自 Facundo Alvaredo et al.，2011，*Top Income Database*，Paris School of Economics，http://topincomes.g-mond.parisschoolofeconomics.eu/。"美国国会研究服务"在《美国的医疗保健支出：与其他 OECD 国家比较》（2007）中提供了调整到 2004 年美元的方法。

我们当然可以更便宜地获得某些医疗服务（比如药品）。但是，降低医生的收费可没那么容易。美国所有高收入人士的收入都比其他国家多，因此医生的薪酬相对于其他受过高等教育的人士并不过分。比如，美国普通的专科医生的收入是普通高收入人士（也就是那些介于收入分布的第 95 个百分位与第 99 个百分位之间的人，参阅表 3.2）的 1.37 倍。在欧洲国家，这个平均比例是 1.45 倍。因此，按照这个尺度，美国专科医生的薪酬还算是偏低的。初级保健医生的情况也是如此。

显而易见，美国医疗支出高的原因之一是美国总体的收入分配更加不均等，医疗保健使用了许多高技能的劳动者。医疗保健体系对此几乎无能为力，尽管总体收入分配会对政策做出反应。

更高的行政效率是单一支付者国家支出比美国少的第二个原因。前文提到，美国在行政管理上的高支出大大超过了其他国家的成本。美国的医疗保健行政人员要比英国多 25％，比荷兰多 165％，比德国多 215％。行政人员的数量究竟多到什么地步，不妨从人均角度来做个对比。美国临床人员的数量并未高于其他国家。美国的人均医生数量比加拿大高 10％，但比典型的高收入国家低 25％。类似地，美国的人均护士数量仅比典型的富裕国家高 8％。

因此，如此高的行政成本并不令人意外。行政成本差异解释了美国与加拿大医疗支出差异的 39％。其中相当比例的可以通过单一支付者系统消灭，尽管还有其他精简成本的办法。

接受更多医疗服务是美国医疗支出更高的第三个原因。对任何给定的病况,美国人的治疗强度都高于加拿大人或其他多数高收入国家的人。美国的心脏病发作患者比加拿大的类似疾病患者更有可能接受手术干预;心理疾病的治疗频率也更高(即使给定诊断的症状);美国的影像检查做得也比别国多得多。[7]

这背后没有丝毫神秘之处。美国之所以比别国做得多,是因为它有资源挥霍。在加拿大安大略省,只有 11 家医院获准做心内直视手术。[8]美国宾夕法尼亚州的人口与安大略省相近,却有 60 家医院有能力做同类手术。[9]加拿大医院没办法像美国医院那样对那么多患者做这种手术,即使他们全天候不停地工作。事实上,加拿大的支架植入率只有美国的一半。[10]

国与国之间在技术可得性上的差别惊人。只考虑住院机构,美国的人均 CT 扫描仪数量排在全球第五位(在日本和澳大利亚后面),人均 MRI 扫描仪数量排在全球第二位(在日本后面)。[11]再加上门诊机构使美国的排名更高。美国在人均支架植入上排在全球第二位(在德国后面),在人均搭桥手术上排名全球第三(在比利时与德国后面)。

如果限制技术的可得性,单一支付者系统将有助于减少治疗支出。然而,要砍掉既有的治疗绝非易事。无论何时国家关闭医院或减少医疗机构,民众都会感觉不悦,从而降低整个系统的支持度。[12]逐步限制新技术的扩散从长远看更为有效。告诉安大略省不具备动心内直视手术能力的医院此类项目并非必须,要比让已经具备这种能力的医院关闭既有项目容易得多。因此,技术限制只能逐渐扩大。

对限制技术可得性的直接担忧,当然是必要的服务得不到提供。毕竟,没法保证医生和医院在技术约束下剔除的都是不必要的手术或影像检查。在某些国家,配给制的效果不错。比如,美国和加拿大心脏病发作的治疗结果相似,但美国患者接受的治疗强度高得多。存在足够多的医疗灰色地带:在这里,尖端技术未必需要被应用,因而加拿大的医生不必砍掉有价值的医疗。事实上,加拿大患者甚至不会被告知自己面临着配给。对心内直视手术何时有必要做,何时没必要做,压根就没有统一的医疗准则(唯恐美国人抱怨,这里要指出,支架手术的比率在美国国内存在巨大差异,使用量低的地区很少有人抱怨配给)。

如果配给并未造成恐惧,那恐惧从何而来?人们对美国转向单一支付系统存在三个顾虑。首先,美国人对政府插手医疗保健素来警惕,单一支付系统涉及政府参与的程度超出了许多人的心理承受范围。有一个真伪难辨的故事:一名参议员被他的老年选民追上来,并被告知"请让政府别插手我的 Medicare"(哈哈,他不知道 Medicare 本来就是个政府计划)。ACA 法案对个体购买私人健康保险的强制规定也给一些人留下了政府过多干预医疗保健的印象。

政府在单一支付医疗体系中势必会陷得更深。

更实质性的问题是,单一支付系统未必更能鼓励人们接受好的预防性保健。前文指出,美国在预防上做得相对较差:慢性病治疗比例太低,系统不利于促进工作人员共同协作,安排癌症筛查或更新他们的药方。但实际情况是,其他国家在这方面做得也不好。如图 3.2 所示,在典型发达国家,只有 46％的糖尿病人按照医生建议做了筛查。做得更好的国家是那些充分利用各种条件(通过电话、深夜加班等方式)与人们沟通的国家。采用更传统的办公室坐诊的国家实施恰当的慢性病保健的比例较低。单单是转向单一支付系统无助于改善慢性病保健,必须对医疗保健提供的结构进行更大变革才行。

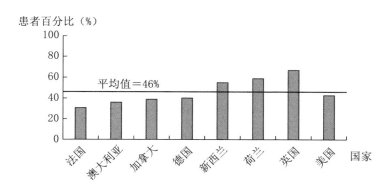

注:美国接受推荐的预防性保健服务(包括 HbA1c 筛查、脂质化验以及视网膜检查)的糖尿病人比例大约处于平均水平。糖尿病的控制率低得多。

资料来源:数据来自 Cathy Schoen et al., "In Chronic Condition: Experiences of Patients with Complex Health Care Needs, in Eight Countries", *Health Affairs* 28. no.1(2009): w1—w16, http://content.healthaffairs.org/content/28/w1.abstract?keytype＝ref&siteid＝healthaff&ijkey＝cOSQS1j6fDlo。

图 3.2 接受医生建议的预防保健服务的糖尿病人的比例(2008 年)

最后，单一支付系统未必能保证所有公民获得平等的可及性。加拿大的医生在配给上相对公平，但并不是所有国家都做得那么好。比如，意大利北部的政治权力强于南部，因此医疗资源更多集中在北方。[13]英国护士的工资未对地方性的价格差异进行恰当调整，因此伦敦存在慢性护理人员缺口，但其他地方供给充分。[14]不考虑需求的配给总是问题多多。

自由市场的支持者牢牢抓住上面最后一点不放。在他们的世界里，政府内在就是无效率的，市场则是天然的魔法师。因此，解决医疗保健问题的办法是依靠市场的力量。这意味着授权消费者和废掉政府。按照这种市场拥护者的概念，医疗保健与卖牙膏或汽车并无二致，让消费者自行负责将产生最佳的潜在结果。按照这种观点，市场的拥护者自然是右翼的，其成员主要集中在像加图（CATO）研究院、遗产基金会和美国企业研究院这样的组织。

市场的拥护者又分为两类：一类青睐保险极少、消费者大部分是自愿参与的市场，一类相信私人保险商有能力将人们引导到正确的结果。我们将第一类人称为直接市场拥护者（direct marketeers），第二类人称为保险市场拥护者（insurance marketeers）。

直接市场拥护者框架内的典型医疗保健是激光眼角膜

手术(Lasik)——一种为近视、远视或被散光折磨的患者矫正视力问题的手术。[15]这种手术很少有人买保险,大多数人都是自掏腰包做手术。手术质量在逐渐提升,但手术价格在逐年下降。如果让消费者作主,所有医疗保健难道不都是这种趋势吗?

纽特·金里奇(Newt Gingrich)曾这样写道:

> 近400年来,基于企业家精神、技术与科学的自由市场资本主义得出的教训相当清楚。在价格下降的情况下,你应该期待获得更多高质量的选择。这与某些左翼政治家的配给心境和太多官僚们的稀缺性心境恰好相反。我们必须将这些概念引入健康与医疗保健。我们必须坚持让医生、医院、医疗技术和医药的质量和成本信息都可以从网上获得,从而让人们基于充分的信息作出决策。然后,我们可以将购买决策移交给患者及其家属,让他们自行作出成本与质量取舍。[16]

当然,略加思忖就会发现激光眼角膜手术与心内直视手术之间的区别。一个要经过深思熟虑和大量时间搜购之后才会做,另一个不是;一个随时经得起质量度量的检验,另一个必须做更多分析;一个属于简单手术,另一个属于复杂手术。离开激光眼角膜手术,世界突然变得没那么清晰了。牙科医疗的保险保障不太理想，人们的牙齿比以前更健康，但牙科保健成本却上升得跟医疗保健的成本几乎一样快。[17]就连兽医的成本都在逐渐上升，速度与人类医疗差不多，但很少有人为自己的宠物买保险。[18]

将激光眼角膜手术牵强地外推到心内直视手术惹恼了不少分析家。著名的《新英格兰医学杂志》（*New England Journal of Medicine*）的前主编阿诺德·雷尔曼（Arnold Relman）曾这样写道："只有当公众、医疗行业和政府摒弃医疗保健最好交给市场力量的普遍性妄想，美国（医疗保健）危机才能找到真正的解决办法……一旦人们意识到市场本质上无力提供我们所需的那种医疗保健系统，我们就能慢慢发展出我们想要的'非市场'安排。"[19]

市场也许不完美并不意味着人们不会对医疗保健的价格做出反应。他们确实会有反应。20世纪70年代著名的兰德健康保险实验令人信服地证明，高成本分担——要么通过起付线，要么通过共同保险比例——打击了医疗服务的使用。[20]自那以后大量的研究都佐证了兰德的研究结论。只不过，人们并非按恰当的方式做出反应。

下面的这项研究在文献中颇具有代表性。[21]研究者们分析了购买高成本分担保险计划的36 000人的医疗支出与理赔信息，并根据健康状况将其与700 000名购买更传统保险计划的人配对（矫正了两组人在健康上的差异）。然后，研究者们考察了两组人在医疗使用上的差异,并将这种差异归因于保险计划(调整健康与人口统计状态)。总体上,购买成本分担更高的保险计划的人使用的服务更少。相对于传统保险计划,高成本分担保险计划总共节约了4%—15%成本。这个效果不算显著(回忆一下过度支出预计占总支出的三分之一),但也不容小觑。让所有人加入有高成本分担的保险计划可以将医疗总支出降低大约10%。

遗憾的是,人们延迟的服务并非总是不必要的。加入高起付线保险计划的儿童接种疫苗的概率更低;适龄妇女乳腺癌与宫颈癌筛查的概率更低;无论男女,结直肠癌检查的概率都更低。在短期内,延迟这些服务不会太影响健康;错过一次筛查很少致命。但是,这种选择会逐渐让健康恶化,抵消当初在健康上节约的部分资金。乳腺癌和宫颈癌发现较晚不仅治疗成本更高,而且更有可能危及性命。延迟接种疫苗会更容易让传染性疾病暴发。省钱的好办法有很多,但这种不算。

这项研究并非孤例。成本分担导致适度节约,但必要与非必要医疗均减少的结论在多种环境中都被发现过。[22]一份研究报告甚至估计说:更高的成本分担导致了短期内的总体支出更高,因为更多的人远离药物治疗,最后不得不住院治疗。[23]更经常的是,研究表明成本分担更高的保险计划省了钱,但不是按我们期望的方式。

　　从某种程度上讲,这不是理性行为。一个人怎么会仅仅因为扫描的成本适度提高就不去拍乳房 X 光片呢(某些时候,扫描甚至是免费的,但挂号预约医生不免费)。难道未来患乳腺癌的风险不足以促使人们主动做检查吗? 但是,谁又敢说人是理性的呢? 一项项研究表明,提高对人们做筛查或慢性病药物治疗的收费导致更少人遵医嘱做筛查,药物治疗的使用也减少了。[24]幻想人们在付费更高时更有能力选择医疗保健并不会改变上述决策。

　　保险市场拥护者对此有一个解决办法。意识到人们不善于自己作医疗决策,他们设想保险商可以提供帮助。一家好的保险公司能够分辨什么服务有价值,什么服务没价值。如果人们会受益于帮助预定筛查或药物治疗的外延项目,保险公司就会设立此类项目。另外,如果放支架并不是患有长期冠心病的人们所必需的,保险公司就不会为这种技术的使用买单。毕竟,这才是市场的神奇之处。

　　相对于直接市场拥护者的观点,我更赞同这种观点。保险商对客户的需求反应敏捷,或多或少会有回应。保险商可以帮助人们搞清楚医疗保健体系的想法算不上疯狂。

　　然而,到目前为止还缺少保险商会有效地完成这项任务的证据。20 世纪 90 年代中期,保险商试图引导人们远离某些提供者,转向其他提供者。初级保健医生(PCP)打算成为"管理"会员医疗的"看门人"。他们的办法是找到高质量、低成本的提供者，并增加对这些医生和医院的使用。健康维护组织（HMO）曾经风靡一时。

问题是它并未像预期的那样起作用。在多数 HMO 中，医生都只是听从命令而不会主动参与到医疗规划过程。医生跟其他人一样，不喜欢自己的职业判断被别人挑战。患者也不理解这些限制背后的依据，于是揭竿而起。就连美国国会也被惊动了，连续多次提出《患者权利法》（Patient's Bill Right，结果无一通过）。到 20 世纪 90 年代末，人们烦透了管理式医疗，其结果是就医限制被放松。最糟糕的时代过去了。

阅读保险市场支持者们的提案，你绝不会知道我们曾经经历过这段历史。2012 年共和党总统提名人米特·罗姆尼（Mitt Romney）曾说过："由于保险商竞相向患者提供最优的价格，效率和质量会提升，成本会下降。"㉕ HMO 这个词几乎已经脱口而出。下面是众议院共和党为另一种市场拥护者青睐的主张——将 Medicare 移交给私人公司——所做的辩护："一套固定缴费系统（正如名字所指）可以降低医疗保健支出增长率，因为保险商会对价格和福利设计展开竞争，并直接对患者追求高价值、高质量服务的需求负责。"㉖但愿有证据支持这种观点。

对这种保险市场拥护者理论有一个明确的检验：Medicare 大体上属于公立系统，基于雇主的保险则大体上是一套私立系统。如果保险市场拥护者的理论成立，Medicare的成本应该上升得比私立保险更快。由于保费的长期序列数据难以获取，而且需要对被保障人群的差异进行调整，我们难以直接检验这个预测。但是，相关的理论可以被检验。如果该理论正确，Medicare受益人的人均成本应该上升得比全国的人均医疗总支出更快，后者反映了公立保险与私立保险的平均水平。

图3.3展示了这种比较的结果。上述的预测是错误的。除一些特别年份外，Medicare与总支出的增长率大致相同。Medicare在1973年增长更快，这一年它增加了对肾衰竭和残障人士的保障。1997年，Medicare宣布减少付费金额，并追查对政府开大账单（overbilling）的医院，结果是支出急剧下降。2006年，药品福利被添加到Medicare计划中，支出在这一年猛增。平均而言，两个计划的增长大致相同。你可以坚信未来会与过去不同，但最好不要把全部身家押上。

单一支付者系统的支持者和市场拥护者的看法都遗漏了一点：医疗保健是一项极端复杂的商业活动，而商业本身的运营需要变革。消费者没有足够的信息让真正的搜购发挥作用，保险商的介入也无法取代他们。事实上，私人保险商与提供者之间的关系已经水火不容，难以想象私人保险商还能给医疗保健带来多少标准化。单一支付制度具有结余可预见到的优点,但无法提供让医疗一直正确的激励。因此,必须换一种不同的新模式。事实上,随着医学复杂性与日俱增,现行系统的问题只会越来越糟糕。

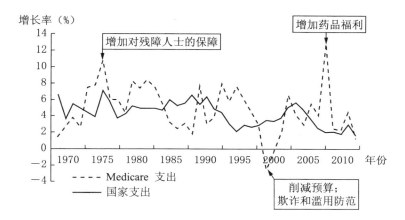

资料来源:数据来自 CMS *National Health Expenditure Account*,www.cms.gov/Research-Statistics-Data-and-Systems/Statistics-Trends-and-Reports/National-Health ExpenditureData/Downloads/tables.pdf。

图 3.3 Medicare 医疗支出与医疗总支出的增长率(1970—2010 年)

其实,最优医疗保健该到哪里提供的问题有一个现成的答案。它不在某个别的国家,或某个地区,而是散布在美国各地,存在于那些已经将目标定在按最低价格提供最优质医疗的组织内部。已经有许多这样的组织在运营,后文将带大家参观其中一些组织。

注释

① Philip Musgrove et al.,*World Health Report 2000——Health Systems*:

Improving Performance (Geneva: World Health Organization, 2000).

② Physicians' Working Group for Single-Payer National Health Insurance, "Proposal of the Physicians' Working Group for Single Payer National Health Insurance," *Journal of the American Medical Association* 290 (2003):798—805.

③ *Proposal of the Physicians' Working Group for Single-Payer National Health Insurance—Executive Summary* (Physicians for a National Health Program, 2003). 本段中的统计数据和图 3.1 中的数据均来自 *Health at a Glance 2011: OECD Indicators* (Organisation for Economic Co-operation and Development, 2011)。

④ *Prescription Drugs: Companies Typically Charge More in the United States Than in Canada*, rep. no.92—110 (U.S. General Accounting Office/Government Accountability Office, 1992); and *Prescription Drugs: Companies Typically Charge More in the United States Than in the United Kingdom*, rep. no.94—129 (U.S. General Accounting Office/Government Accountability Office, 1994).

⑤ *International Federation of Health Plans: 2010 Comparative Price Report—Medical and Hospital Fees by Country* (International Federation of Health Plans, 2010).

⑥ Patricia M. Danzon and M.F. Furukawa, "International Prices and Availability of Pharmaceuticals in 2005," *Health Affairs* 27, no.1 (2008): 221—233.

⑦ David M. Cutler, "Equality, Efficiency, and Market Fundamentals: The Dynamics of International Medical Care Reform," *Journal of Economic Literature* 40, no.3 (2002):881—906.

⑧ *Annual Report, 2009/2010* (Toronto: Cardiac Care Network, 2010).

⑨ David M. Cutler, Robert S. Huckman, and Jonathan T. Kolstad, "Input Constraints and the Effi ciency of Entry: Lessons from Cardiac Surgery," *American Economic Journal: Economic Policy* 2, no.1 (2010):51—76; and "Hospital Structural Measures—Cardiac Surgery Registry," Medicare, 2011, http://data.medicare.gov/dataset/Hospital-Structural-Measures-Cardiac-Surgery-Regis/easc-zwde.

⑩ D. T. Ko et al., "Temporal Trends in the Use of Percutaneous Coronary Intervention and Coronary Artery Bypass Surgery in New York State and Ontario," *Circulation* 121, no.24(2010):2635—2644.

⑪ *Health at a Glance 2011:OECD Indicators*.

⑫ 最典型的例子是 20 世纪 90 年代早期的加拿大。参见 David Cutler, "Equality, Efficiency, and Market Fundamentals:The Dynamics of International Medical Care Reform," *Journal of Economic Literature*(2002):881—906。

⑬ Alessandra Lo Scalzo et al., *Health Care Systems in Transition:Italy* (European Observatory on Health Care Systems, 2001).

⑭ "Nurses Criticise Overseas Recruitment," *BBC News World Edition*, May 21, 2001; and Carol Propper and John Van Reenen, "Paying the Price," *Guardian*, Feb. 8, 2008.

⑮ "Medical Devices," FDA:U. S. Food and Drug Administration, Dec. 9, 2011.

⑯ Newt Gingrich, *Winning the Future:A 21st Century Contract with America*(Washington, DC:Regnery, 2005), 109.

⑰ 1960—2010 年,牙科医疗的成本从人均 64 美元上涨到人均 339 美元(按 2010 年的美元算),相当于年增长 3.4％。私人的医疗保健总支出从人均 748 美元上升到 7 081 美元(按 2010 年的美元算),相当于年增长 4.6％。

⑱ 根据美国宠物产品协会的统计,动物医疗支出从 2001 年的 71 亿美元上升到 2011 年的 134 亿美元,每年的真实增长率为 4.2％。略高于同期内人类医疗的支出增长。

⑲ Arnold S. Relman, "The Health of Nations," *New Republic*, Mar. 7, 2005.

⑳ Joseph P. Newhouse and the Insurance Experiment Group, *Free for All? Lessons from the RAND Health Insurance Experiment* (Cambridge, MA:Harvard University Press, 1996).

㉑ Melinda Beeuwkes Buntin et al., "Healthcare Spending and Preventive Care in High-Deductible and Consumer-Directed Health Plans," *American Journal of Managed Care* 17, no.3(2011):222—230.

㉒ Willard G. Manning et al., "Health Insurance and the Demand for

Medical Care: Evidence from a Randomized Experiment," *American Economic Review* 77, no. 3 (1987): 251—277; Kevin F. O'Grady, Willard G. Manning, Joseph P. Newhouse, and Robert H. Brook, "The Impact of Cost Sharing on Emergency Department Use," *New England Journal of Medicine* 314, no.2(1985): 122—123; and Richard E. Johnson, Michael J. Goodman, Mark C. Hornbrook, and Michael B. Eldredge, "The Effect of Increased Prescription Drug Cost-Sharing on Medical Care Utilization and Expenses of Elderly Health Maintenance Organization Members," *Medical Care* 35, no.11(1997): 1119—1131.

㉓ Amitabh Chandra, Jonathan Gruber, and Robin Mc-Knight, "Patient Cost-Sharing, Hospitalization Off sets, and the Design of Optimal Health Insurance for the Elderly," *American Economic Review* 100, no.1(2010): 193—213.

㉔ Dana P. Goldman, Geoffrey F. Joyce, and Yuhui Zheng, "Prescription Drug Cost Sharing: Associations with Medication and Medical Utilization and Spending and Health," *Journal of the American Medical Association* 298, no.1(2007): 61—69.

㉕ "Medicare," Romney for President, Sept. 2012, www.mittromney.com/issues/medicare.

㉖ "Medicare on Main Street—More Endorsements for Premium Support to Save Medicare," www. gop. gov/policy-news/12/10/19/medicare-on-main-street.

4　质量为方

　　美国医疗保健的成本与质量不乏令人黯然神伤的故事，但其中也有一些卓尔不群者。全美有许多医疗保健组织已经朝着更优质、更低成本的绩效迈出了坚实的步伐。本章将介绍其中一些成功者，分析我们可以从它们身上学到哪些有助于改善健康结果的战略知识（见表4.1）。

　　下面从初级保健开始，这是任何健康系统的脊梁。初级保健的典范是加利福尼亚州的美国凯泽健康计划（Kaiser Permanente，后文简称Kaiser），这是全世界最大的健康系统之一。该保险计划拥有900万成员，大部分来自加利福尼亚州和太平洋西北部，但触角也延伸到科罗拉多、哥伦比亚特区、夏威夷、俄亥俄州和佐治亚州。Kaiser素来以谨慎

表 4.1 高绩效医疗的实例

提供者	医疗类型	具体问题	干预项目	年成本节约	预计全国节约
Kaiser	初级	荒废的初级保健门诊	My Health Manager	5 亿美元	66 亿美元
Mayo Clinic	初级	专科医生咨询	Curbside Clinics	N/A	N/A
Geisinger	急性	CABG 手术	ProvenCare℠ Program	医院成本的 5%	4 亿美元
Intermountain	急性	选择性引产<39 周	Women and Newborn Clinical Integration Program	5 000 万美元	35 亿美元
Virginia Mason	急性	背部手术	Back Pain Collaborative	170 万美元	450 亿美元

监督医院使用而名闻天下，但在初级保健方面发展相对滞后。维持低成本往往意味着初级保健医生太少。20 世纪 90 年代和 21 世纪之初，人们因为 Kaiser 过于庞大且缺乏人情味而离开它。

Kaiser 的回应是建立了全世界最大的私人电子健康系统。经过长达 6 年的建设，投入 40 亿美元的成本，这套 EMR（电子病历）系统终于在 2010 年完工。如今，这套被称为 HealthConnect 的系统遍及 454 个医疗办公室和 36 家医院。[①]该系统允许患者在线办理许多事情，包括请求重新写处方和预约等简单服务，还有查看化验结果、向医生发送安全电子邮件以及获取完整的医疗记录等高级服务。[②]后台有一套决策辅助软件帮助提供者优化决策，帮助分析 Kaiser 和每个临床医师绩效的分析能力。

Kaiser 的系统赢得了患者们非常积极的响应，每月有超过 58 000 人注册加入在线社区。电子连接能力对 Kaiser 提供初级保健的方式产生了重大影响。[③]2011 年，有 1.05 亿人次访问 Kaiser 的网站，3 000 万人在线查看实验室化验结果，1 200 万份电子邮件发送给医生和其他提供者，1 000 万份处方在线重新填写。系统的使用显著地减少了面对面互动的需要。结果是办公室门诊下降了 26％，电话与电子邮件咨询分别增加了 8 倍和 6 倍。[④]

Kaiser 的电子邮件系统还带来了明显的健康提升。

2010 年的一项研究发现，电子邮件互动带来了多项质量指标明显改善，比如糖尿病人的 HbA1c 化验、高胆固醇人群的 LDL 筛查以及血压控制。现在，Kaiser 在全美慢病保健排行榜上排名第一或接近第一。⑤

EMR 系统对成本的影响难以度量，因为没人被解雇，节省下来的资源大部分被释放出来用于服务更多患者。但是，它的确带来了实质性变化。有了电子记录以后，曾经负责处理文书记录的大部分办公人员被重新指派给其他任务。⑥麦肯锡咨询公司估计，仅疾病挂号通过减少恶性病事件就可每年节约 300 万美元。⑦Kaiser 自己的估计是，流线型系统每年可以节约 5 亿美元。⑧扩展到全美，这些节约相当于每年减少 66 亿美元支出。⑨ 在竞争力方面，患者对 Kaiser 的评价也显著改善。Kaiser 将该系统视为吸引新会员和留住老会员的一种竞争优势。

当然，电子化能力不是一切。Kaiser 的支付模式与信息技术系统是互补的。医生领取的是固定薪资，因而可以酌情用邮件沟通替代面对面的门诊。此外，医生还会因为工作负荷、团队贡献、患者满意度和质量等指标获得津贴，这部分收入最高可以达到固定薪资的 5%。⑩在 Kaiser 之外的组织中，电子邮件交流却只会损害医生利益：电子邮件沟通没有付费，却减少了可以获得报销的面对面与患者碰头的时间。普通的初级保健医生只能竭尽全力模仿 Kaiser 的初级保健系统。

Mayo Clinic 是改善初级保健的另一个实例。[11] Mayo Clinic 是世界上最悠久也最大的多专科团队诊所。20 世纪 20 年代创立的 Mayo Clinic 总部位于明尼苏达州的罗切斯特，近年来已扩张到佛罗里达州的杰克逊维尔和亚利桑那州的格兰岱尔。Mayo Clinic 以一流的医疗保健、高端的医疗培训以及最前沿的研究名动天下。

Mayo Clinic 创所的理念是，医生必须以团队而不是个体凑合的形式执业。早在 1910 年，创始人威廉·J.梅奥（William J. Mayo）就这样写道："医学知识的海洋现在如此浩瀚无边，指望任何个人……假定他是小部分知识的载体……都注定是虚妄的。因此，必须将医学变成一门合作的科学；临床医生、专科医生以及实验室工作人员为了患者的健康联合起来，协同解决遇到的问题，彼此守望相助。"[12]

团队工作是 Mayo Clinic 模式的核心。Mayo Clinic 的每名患者都配备了一名"协调医生"（coordinating physician），而不是一名初级保健看门人（primary care gatekeeper）。这名协调医生可以马上联系专科医生以获得快捷建议；走进大厅往往无须再预约。门诊向所有相关的专科医生挨个预约，信息流则通过连续更新的电子医疗记录来维护。跟 Kaiser 一样，Mayo Clinic 也是对优质医疗（而不是更多门诊）收费。团队工作模式是 Mayo Clinic 在初级保健和急性病保健两方面都被公认为全美质量领袖的原因之一。[13]

假如初级保健的目标是通过尽可能多的方式为人们提供可及性，那急性病医疗的目标就是帮助病重的人们在必要时获得必需的治疗，避免过度或不足。最佳的医疗系统正是这么做的。它们随时给人们提供妥善的治疗，不少也不多。要明白它们是怎么做到的，不妨到宾夕法尼亚州的中心地带去看看。Geisinger 健康系统是一个一体化的健康提供者，服务于整个宾夕法尼亚州将近 260 万的人口基数。它因为通过诸如 ProvenCare[SM] 之类的计划以及旨在提高质量的分步流程聚焦于急性病医疗而出名。

考虑冠状动脉旁路移植术（CABG，英文发音有点像"卷心菜"）的例子。[14]CABG 是一种对患有严重心脏病、存在或面临心脏病发作风险的患者所动的手术。该手术的目的是通过从身体其他部位移植或"嫁接"动脉或静脉到心脏来向心脏增加供血量。CABG 是一项死亡率颇高的高难度手术，必须在恰当的时间提供恰当的治疗。

2005 年，Geisinger 决定通过标准化 CABG 来提升质量和降低成本。它首先建了一份 CABG 最佳实践清单。Geisinger 的医生们根据美国心脏科学会和美国心脏协会 2004 年发布的指南提炼出了 40 项最佳实践（图 4.1）。这份最佳实践指南清单列出了患者医疗时间线的五个不同阶段：入院前、手术中、手术后、出院和出院后。每一类包括最多 12 项具体流程指标,如对中风危险的筛查、术后阿司匹林、β 受体阻滞药以及抗生素服用的管理。重要的是,这些最佳实践是基于对患者最优的临床准则,而不是对成本的经济准则。在 Geisinger,跟其他正在为提高医疗效率奋斗的机构一样,医生绝不会被置于因经济考虑而拒收患者的境地。

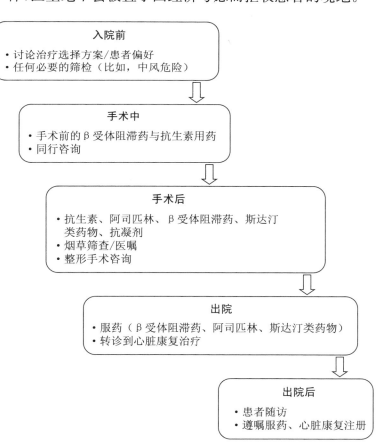

注:40 个流程步骤被识别、传播并内置于电子工作流程当中。

图 4.1　ProvenCare^{SM} 最佳医疗实践类别与实例

在评估自己的 CABG 绩效时，Geisinger 发现自己做得不错，但还谈不上非常好。该系统患者死亡率低，发病率结果也不错，但仅对 50％ 左右的病例采用了最佳实践。显然还有改进的余地。

实现这些目标的工作流程被编程到电子医疗记录当中（Geisinger 自 1995 年就建立了 EMR 系统）。医生在做 CABG 时会收到正确操作的自动提示，因此默认路径与最高质量联系。选择不依从具体提示的医生必须用书面方式阐明自己不那么做的理由，他们的薪酬与依从性挂钩（但并未与特定患者的健康结果挂钩，以防医生收治病得更重的患者的激励不足）。

Geisinger 还通过"患者协议"（Geisinger 与患者签订的共同实现医疗质量提升目标的协议）设法让患者参与到自己的治疗中。通过签署这份协议，患者对团队工作、家属参与、遵守重要指南以及预防这四个方面做出了八项承诺。承诺包括提问获取信息、完全披露重要的健康信息、为流程每个阶段做规划以及参与手术后的心脏康复计划。

对最高质量与患者参与的重视使 Geisinger 转向新的定价模式。意识到按每项提供的服务来收费时不利于提升质量（因为更高的质量事实上意味着更少的服务），Geisinger 决定建立捆绑式付费制度。这是一笔囊括 90 天医疗的固定费用，涵盖了术前保健、手术本身以及任何随访医疗,甚至并发症引起的医疗。Geisinger 实质上发明了医疗保健保修服务。

经过 6 个月的跌跌撞撞,该计划最终取得了巨大成功。对推荐流程的遵循率提高到 100％,也就是说,Geisinger 稳定地实现了所有核心目标。此外,Geisinger 还将绩效维持在这一水平。这些变革给患者带来了真真切切的好处。负面事件(包括死亡率与并发症)的数量减少,住院天数缩短,重新入院减少。健康提升的幅度令所有人印象深刻。

财务上的收益同样令人印象深刻。在计划实施以后,医院的 CABG 成本下降了 5％。⑮ 全美国每年在 CABG 手术上花费大约 100 亿美元。如果 Geisinger 的经验可以复制到全国,单是 CABG 一项带来的节约金额就有大约 5 亿美元。

ProvenCare^SM 系统大获成功,Geisinger 决定将其扩展到其他疾病:血管成形术、髋关节置换、白内障手术、红细胞形成素使用、外科减肥手术以及围产期(分娩后的头 7 天)保健。如果所有医疗事件的成本都能降低 5％的话,整个健康系统的总节约金额将达到数千亿美元。

Geisinger 的故事不多见,但并非绝无仅有。Intermountain Health Care(后文简称 Intermountain)就是与此类似的又一个实例,它聚焦在早产问题上。回到上一章提到过的对早产儿的选择性催产例子。临床指南清楚地说明早期的选择性催产（孕 39 周前）是不妥当的：这会给孕妇带来更大的剖腹产风险，给胎儿带来更大的新生儿重症监护风险，提高认知缺陷和死亡率的概率，并增加未来患上慢性病的风险。[16] 即便如此，仍有大约 14％的选择性催产发生在孕 39 周前。[17]

Intermountain 系统决定着手解决这一问题。跟 Geisinger 一样，Intermountain 也是一个一体化的健康系统，包括 23 家医院和许多诊所，覆盖整个犹他州和爱达荷州部分地区。[18] Intermountain 开发了一套名为 Storkbytes 的数据系统度量医生的行为，并帮助他们解决上述问题。在新计划启动之初，Intermountain 的数据表明，28％的选择性催产发生在推荐的孕 39 周以前。

作为响应，Intermountain 组建了一个孕妇与新生儿临床整合计划，目标即是要解决这一问题。临床医生首先审查并肯定避免早期选择性引产的指南在临床上是否妥当。临床评估基于患者结果。而不是经济上是否妥当；医生绝不会因为患者的经济原因被迫拒绝提供医疗。

为实现最优质的医疗，推进医疗实践的标准化，Intermountain 开始着手教导员工与患者有关早期选择性催产的风险。也许更重要的是，新政策在计算机系统被编程设定为默认治疗。计算机通常会拒绝打算在分娩 39 周之前预定选择性催产的医生，除非医院妇产科主任或主治围产医生都同意。

在计划实施一年内,Intermountain 早产儿的选择性催产就下降到 3% 以内。此外,研究还发现怀孕和分娩引发的并发症减少,比如产后贫血。[19] 该计划带来的节约金额巨大。Intermountain 估计此项干预每年节约了 5 000 万美元。考虑到全美早期选择性催产的规模,研究者们估计,将这套决策规则推广到全美每年将减少医疗总支出 35 亿美元。[20]

还有一个实例可以佐证高绩效医疗组织的威力。该案例来自华盛顿州的西雅图,所关注的是一个看似不起眼的问题:下背疼痛。第 2 章提到过,脊椎手术正在迅速成为过度医疗的典型代表。[21] 除财务成本以外,不必要地高强度治疗下背疼痛还会导致大量工作时间损失,这对处于工作全盛时期的人们代价尤其高。当人们请假时,不仅劳动生产率下降,还会冒出其他医疗状况(比如抑郁)。[22]

由于这些原因,对下背疼痛的妥当治疗已经成为有兴趣改善医疗系统的雇主们关心的焦点。地处西雅图的 Virginia Mason 医疗中心(后文简称 Virginia Mason)勇敢地面对了这一挑战。Virginia Mason 对这个问题的兴趣并非一时心血来潮。在 21 世纪初,Virginia Mason 发现自己面临艰难的处境,雇主们抱怨常规的下背疼痛治疗不仅成本高,而且耗时长。[23] Virginia Mason 决定重新设计这种治疗的流程,而不是以毫无办法为借口或者辩称系统已经足够理想。

Virginia Mason 首先同多家大公司(包括星巴克、诺德斯特龙和开市客)的福利管理者碰头,一起构建了治疗下背疼痛的五项质量指标:低成本、循证医疗、患者满意、快捷可及,以及最少的工作时间损失。[24] Virginia Mason 通过一套生产系统方法实现这些目标。它们将目标设定为提前发现并解决下背疼痛"发生系统"中出现的问题,而不是等到问题发生以后才发现。[25]

利用医生们提出的一套简单的分类诊疗流程,Virginia Mason 将新的下背疼痛病例分为可能仅对物理治疗有反应的病例(绝大多数病例属于此类)和需要更高强度医疗的少数患者。第一组人被分流到当日做物理治疗,第二组人则被送到整形外科医生那里。由于没有第一组患者挤占时间表,整形外科医生现在有更多时间为第二组患者提供治疗。因此,病重的患者可以立刻接受治疗。[26]

自该计划 2004 年启动以来,诊所的治疗时间缩短,患者满意度提高,成本降低。[27]平均治疗时间从 66 天减少到 12 天。患者满意度达到 98%。[28]下背疼痛的 MRI 使用下降了 23%。每个病例的成本降低了 55%。[29]

这种数量级的节约是惊人的。每年全美下背疼痛的支出为 860 亿美元。若将 Virginia Mason 的战略应用到全美,每年将可以节约近 500 亿美元。

乍一看,这些医疗保健的成功者似乎大相径庭,有的发源于加利福尼亚州的封闭式(closed shop)组织,有的是明尼苏达州的一体化医生集团(physician group),此外还有宾夕法尼亚州、犹他州和华盛顿州的健康系统。地理位置当然不是它们卓越的决定性因素。那究竟是什么定义了这些高绩效组织呢?

很多分析家对此没有把握,这种不确定性导致他们得出了相反的答案。在对 ACA 的辩论中,法案某些部分的支持者(包括本人)认为,让联邦政府推动健康系统转型将产生巨大的成本节约。③ 其他分析家则认为高绩效组织太过于独特因而无法被模仿,何况此类组织也不可能在一夜之间冒出来。

但是,需要注意的是,这些系统的独特性并不意味着它们毫无共同之处。事实上,这些高绩效组织的很多特征是可以被模仿和鼓励的。著名的俄罗斯大文豪列夫·托尔斯泰(Leo Tolstoy)在其传世名作《安娜·卡列尼娜》的开头曾这样写道:"幸福的家庭都是相似的;不幸的家庭各有各的不幸。"我们可以套用托尔斯泰的话说:成功的企业(几乎)都是相似的;失败的企业各有各的失败。

成功的企业可以分为两类。第一类是拥有一批忠实客户、所有者亲自参与经营的小型本地企业。其中一个实例是帮忠实客户打扮得体的精品服装店。另一个实例是独立执业的儿科医生。人们之所以喜欢与这些企业打交道,是因为它们提供了优质的客户服务,过硬的产品质量,以及增进总体体验的亲密感。

但是,多数医疗保健并不像独立执业者那样。多数医生都受雇于更大的集团,[31]医院则是庞大的、通常多中心的机构。经营一个医疗保健系统更像是管理一家连锁零售店,而不是精品店。麻烦的是医疗保健组织并不擅长此道。它们看起来就像在提示卡上记录销售信息然后让雇员筋疲力尽地在仓库寻找存货的连锁服装店。考虑到它们的规模,这么做是行不通的。

的确存在对复杂企业行之有效的经营原则。成功的医疗保健企业已经悟到了这些原则。事实上,美国医学研究院最近召集了 11 名美国价值最高的健康系统的高管开会,向他们取经问道。高管们列出的清单见表 4.2。他们将成功的精髓分为四组。基础元素包括优先考虑高价值医疗和营造一种连续改善的文化。基础设施包括电子记录和协议的使用。医疗提供优先顺序是第三组;提供者之间以及提供者与患者之间的整合医疗是这一元素的核心。最后,CEO 们强调了可靠性与反馈,包括贯穿于整个过程的防范措施与透明度。

表 4.2　CEO 对高价值医疗的检查清单

基础元素	1. 治理的优先级（CEO 与董事会醒目、坚定的领导力）
	2. 连续改进的文化（致力于不间断、实时地学习）
基础设施的根本	3. IT 最佳实践（医疗点来回传递自动化的、可靠的信息）
	4. 证据协议（有效果、有效率、持续的医疗）
	5. 资源利用（优化使用人员、物理空间与其他资源）
医疗递送优先序	6. 整合医疗（恰当的治疗、环境、提供者与团队）
	7. 共享决策（患者—医生协作）
	8. 精准服务（为资源密集型患者度身定做）
可靠性与反馈	9. 内置的防范（利用辅助和提示符减少伤害与感染）
	10. 内部透明度（绩效、结果与成本进步醒目）

资料来源：Delos Cosgrove［president and CEO，Cleveland Clinic］，Michael Fisher［president and CEO，Cincinnati Children's Hospital Medical Center］，Patricia Gabow［CEO，Denver Health and Hospital Authority］，Gary Gottlieb［president and CEO，Partners HealthCare System］，George Halvorson［chairman and CEO，Kaiser Permanente］，Brent James［executive director，Intermountain Institute for Care Delivery Research］，Gary Kaplan［chairman and CEO，Virginia Mason Health System］，Jonathan Perlin［president，Clinical and Physician Services，HCA］，Robert Petzel［undersecretary for health，Department of Veteran Affairs］，Glenn Steele［president and CEO，Geisinger Health System］，and John Toussaint［CEO，ThedaCare Center for Healthcare Value］，*A CEO Checklist for High-Value Health Care*（Washington，DC：Institute of Medicine，2012）.

表 4.2 中列出的清单是医疗保健所特有的，但这些原则具有一般性。综观经济中的所有企业，但凡是成功的企业都须具备三个共同组织特征（图 4.2）。第一，成功的企业广泛地运用信息技术。它们清楚自己在销售什么产品、制造成本有多高以及如何最有效率地制造产品。全球生产率最

高的公司之一沃尔玛,就是在商业中使用信息技术的先行者。它在收银台采用扫描仪,引入通用产品码(UPC),用无线电频率识别标签(RFID)改进存货管理,利用电子数据交换(EDI)联络买家与卖家。[32]这些创新节约了时间与金钱。比如,沃尔玛可以用扫描仪重复订购存货,而无需指派一名雇员专门负责记录销售和进行联络。

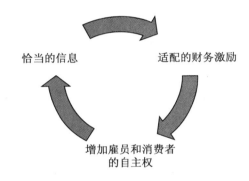

注:成功的企业通常具备三个共同特征:它们广泛应用信息技术评估自己的实践;它们校准财务激励,使之聚焦于价值创造;它们让雇员和消费者参与到质量提升中去。

图4.2 多产企业的驱动因素

美国优秀的医疗保健企业都在大量使用信息技术。Kaiser 以它的信息技术系统著名——40 亿美元当然是一笔大开销。Geisinger 和 Intermountain 都强调了电子记录在确保最优质的医疗总是被提供中发挥的作用。事实上,我曾向 Intermountain 的运营权威伯伦特·詹姆斯(Brent James)请教最重要的成功法宝,他的回答是信息基础设施。

第二，成功的企业对做正确的事情——制造管用的产品和让客户满意——给予奖励。无论你是认同使徒保罗（Apostle Paul）关于"对金钱的热爱是万恶之源"的观点还是萧伯纳（George Bernard Shaw）的"缺钱是万恶之源"的观点，我们都无法忽视金钱在系统运作方式中的作用。在医疗保健中，这包括设计奖励优质医疗、削弱劣质医疗的外在激励的薪酬组合。在某些健康系统中（比如 Kaiser 和 Mayo Clinic），医生大多领取固定薪资。在其他情形下（比如 Intermountain），医生则基于高质量诊疗获得绩效津贴。不同机构的薪酬系统未必相同，但它们都有一个共同点，就是高质量的系统绝不会将医生的大部分薪酬跟他治疗患者的强度挂钩。优秀的组织希望医生聚焦于最优质的医疗，而不只是更多的医疗。

第三，成功的企业授权给雇员甚至顾客来推动提升生产率的变革。高层给予的支持显然是不可或缺的。但是，好点子并非完全（甚至并非主要）来自高层，而是来自一线工作者甚至顾客。在许多制造企业中，工人可以在发现问题或需要额外原材料时随时叫停生产过程；消灭错误是唯一的目标。

在前文介绍的所有组织中，医生和其他医务工作者在体系正常运转中都发挥了关键作用，包括设计方案和确保方案得以贯彻执行或在必要时予以修订。这保证了医生对医疗过程的认可与配合。患者参与也很重要。Virginia Mason 就明确地对患者的需要做出了反应。与此类似，Kaiser 在设计 EMR 系统时也将参保人放在心上。

信息、奖励结构以及分散化的决策，是伟大的高绩效组织区别于优秀的高绩效组织的三大要素。遗憾的是，其中每个要素在医疗保健领域都做得不令人满意；修补这种缺憾正是医疗保健改革面临的核心挑战。在接下来的各章中，我将剖析为什么每个领域的绩效那么差劲，以及我们可以如何予以修补。

注释

① Douglas McCarthy, Kimberly Mueller, and Jennifer Wrenn, *Kaiser Permanente: Bridging the Quality Divide with Integrated Practice, Group Accountability, and Health Information Technology* (Commonwealth Fund, 2009); "A Focus on KP HealthConnect," *Permanente Journal* (2004), 1—40; Anna-Lisa Silvestre, Valerie M. Sue, and Jill Y. Allen, "If You Build It, Will They Come? The Kaiser Permanente Model of Online Health Care," *Health Affairs* 28, no.2 (2009): 334—344; "Kaiser Permanente HealthConnect? Electronic Health Record," Kaiser Permanente News Center, http://xnet. kp. org/newscenter/aboutkp/healthconnect/index.html.

② Jamie Ferguson, *Challenges and Learning in the New Era of Health IT* (Kaiser Permanente, 2010); Marianne K. McGee, "Microsoft, Kaiser Permanente Launch E-Health Record Pilot," *InformationWeek*, June 9, 2008; Marianne K. McGee, "Microsoft Unveils Free Web Health Tools for Consumers," *Information Week*, Oct. 4, 2007; and Lucien Wulsin and Adam Dougherty, *Health Information Technology-Electronic*

Health Records：A Primer(California Research Bureau，2008).

③ 改编自"Kaiser Permanente HealthConnect? Electronic Health Record"。

④ Catherine Chen et al.，"The Kaiser Permanente Electronic Health Record：Transforming and Streamlining Modalities of Care，"*Health Affairs* 28，no.2(2009)：323—333.

⑤ Yi Yvonne Zhou et al.，"Improved Quality at Kaiser Permanente through E-mail between Physicians and Patients，"*Health Affairs* 29，no.7 (2010)：1370—1375；and Louise L. Liang，*Connected for Health：Using Electronic Health Records to Transform Care Delivery*(San Francisco：Jossey-Bass，2010).

⑥ Terhilda Garrido，"Making the Business Case for Hospital Information Systems—A Kaiser Permanente Investment Decision，"*Journal of Health Care Finance* 31，no.2(2004)：16—25.

⑦ "What Health Systems Can Learn from Kaiser Permanente：An Interview with Hal Wolf，"*McKinsey Quarterly*(July 2009).

⑧ "A Focus on KP HealthConnect，"*Permanente Journal*(2004)，1—40.

⑨ Kaiser 大约雇用了 15 853 名医师("About Kaiser Permanente：Fast Facts about Kaiser Permanente，" Kaiser Permanente News Center，http：//xnet.kp.org/newscenter/aboutkp/fastfacts.html)。因此，每年节约 5 亿美元意味着每名初级保健医师人均降低了 31 540 美元。美国总共约有 209 000 名初级保健医师("Primary Care Workforce Facts and Stats No.1：The Number of Practicing Primary Care Physicians in the United States，"*Primary Care Workforce Facts and Stats No.1*[Agency for Healthcare Research and Quality，2011])，这意味着全美可以节约 66 亿美元。

⑩ Douglas McCarthy，Kimberly Mueller，and Jennifer Wrenn，*Organized Health Care Delivery System—Kaiser Permanente：Bridging the Quality Divide with Integrated Practice，Group Accountability，and Health Information Technology*(Commonwealth Fund，2009)，www.commonwealthfund.org/～/media/Files/Publications/Case%20Study/2009/Jun/1278_McCarthy_Kaiser_case_study_624_update.pdf.

⑪ Douglas McCarthy，Kimberly Mueller，and Jennifer Wrenn，*Mayo Clin-*

ic：*Multidisciplinary Teamwork*，*Physician-Led Governance*，*and Patient-Centered Culture Drive World-Class Health Care*（Commonwealth Fund，2009）.

⑫ William James Mayo，"The Necessity of Cooperation in Medicine，" *Mayo Clinic Proceedings* 75（2000）：553—556.

⑬ "U.S. News：Health，" *U.S. News & World Report*，http：//health.us-news.com/best-hospitals/area/mn/mayo-clinic-661MAYO.

⑭ 除非另有说明，否则本节中的事实和数据均来自 Alfred S. Casale et al.，"ProvenCareSM：A Provider-Driven Pay-for-Performance Program for Acute Episodic Cardiac Surgical Care，" *Annals of Surgery* 246，no.4（2007）：613—623；和 Douglas McCarthy，Kimberly Mueller，and Jennifer Wrenn，*Geisinger Health System：Achieving the Potential of System Integration through Innovation*，*Leadership*，*Measurement*，*and Incentives*（Commonwealth Fund，2009）。

⑮ 每百万成年人每年大约要做 1 081 例 CABG。Andrew J. Epstein et al.，"Coronary Revascularization Trends in the United States，" *Journal of the American Medical Association* 305，no.17（2011）：1769—1776。乘以美国总人口，全国每年大约要做 250 000 例 CABG。一次 CABG 估计花费大约 43 000 美元；参阅 David Cutler and Kaushik Ghosh，"The Potential for Cost Savings through Bundled Episode Payments，" *New England Journal of Medicine* 366，no.12（2012）：1075—1077。为了估计全美推广 ProvenCare 模式带来的节约，我们假定住院的节约占总支出的 5%，相当于每个发病事件大约 35 000 美元。由此估算每年大约节约 4 亿美元。

⑯ Northern New England Perinatal Quality Improvement Network（NNEPQIN）and American Congress of Obstetricians and Gynecologists（ACOG），*Guideline Suggestions for Elective Labor Induction*，Jan. 20，2012；Vincenzo Berghella，*Preterm Birth：Prevention and Management*（Chichester，West Sussex：Wiley-Blackwell，2010）.

⑰ "Hospitals Make Progress in Eliminating Early Elective Deliveries：Good News，but More Work Needs to Be Done，" Leapfrog Group，Jan. 25，2012，www.leapfroggroup.org/news/leapfrog_news/4827337.

⑱ *Days of Healing*: *Intermountain Healthcare Annual Report 2010* (Intermountain Healthcare, 2011).

⑲ 有关这种干预措施的信息,请参见 Bryan T. Oshiro et al., "Decreasing Elective Deliveries before 39 Weeks of Gestation in an Integrated Health Care System," *Obstetrics & Gynecology* 113, no.4(2009):804—811。

⑳ Brent C. James and Lucy A. Savitz, "How Intermountain Trimmed Health Care Costs through Robust Quality Improvement Efforts," *Health Affairs* 30, no.6(2011):1185—1191.

㉑ Jeffrey G. Jarvik et al., "Rapid Magnetic Resonance Imaging vs. Radiographs for Patients with Low Back Pain: A Randomized Clinical Trial," *Journal of the American Medical Association* 289, no. 21 (2003): 2810—2818, cited in C. Craig Blackmore, Robert S. Mecklenburg, and Gary S. Kaplan, "At Virginia Mason, Collaboration among Providers, Employers, and Health Plans to Transform Care Cut Costs and Improved Quality," *Health Affairs* 30, no.9(2011):1680—1687.

㉒ *Improving Quality, Lowering Costs*: *The Role of Health Care Delivery System Reform*, *Testimony before the Committee on Health, Education, Labor and Pensions*, U.S. Senate(2011) (testimony of Gary S. Kaplan).

㉓ Charles Kenney, *Transforming Health Care*: *Virginia Mason Medical Center's Pursuit of the Perfect Patient Experience* (Boca Raton: CRC, 2011).

㉔ "People & Places: Waking Up and Smelling the Coffee—Collaborating with Employers Led Virginia Mason to Cheaper Care," *Health Affairs* 30, no.9(2011):1688.

㉕ Jarvik et al., "Rapid Magnetic Resonance Imaging vs. Radiographs," cited in Blackmore, Mecklenburg, and Kaplan, "At Virginia Mason, Collaboration among Providers, Employers, and Health Plans"; "Toyota Production System," Toyota Motor Company, www.toyota.com.au/toyota/company/operations/toyota-production-system.

㉖ Vanessa Fuhrmans, "A Novel Plan Helps Hospital Wean Itself Off Pricey Tests," *Wall Street Journal*, Jan. 12, 2007, cited in Timothy

W. Flynn, Britt Smith, and Roger Chou, "Clinical Commentary: Appropriate Use of Diagnostic Imaging in Low Back Pain: A Reminder That Unnecessary Imaging May Do as Much Harm as Good," *Journal of Orthopaedic & Sports Physical Therapy*, 41, no.11(2011).

㉗ Robert S. Mecklenburg and Gary S. Kaplan, *2007 Annual Report: The Marketplace Collaborative Project*(Center for Health Care Solutions at Virginia Mason, 2008).

㉘ *Improving Quality, Lowering Costs*(testimony of Gary S. Kaplan).

㉙ Fuhrmans, "A Novel Plan," cited in Flynn, Smith, and Chou, "Clinical Commentary."

㉚ David M. Cutler, Karen Davis, and Kristof Stremikis, *The Impact of Health Reform on Health System Spending*, issue brief(Commonwealth Fund, May 2010).

㉛ Ellyn Boukus, Alwyn Cassil, and Ann S. O'Malley, *A Snapshot of U.S. Physicians: Key Findings from the 2008 Health Tracking Physician Survey*, rep. no.35(Center for Studying Health System Change, 2009).

㉜ Richard B. Freeman, "Wal-Mart Innovation and Productivity: A Viewpoint," *Canadian Journal of Economics* 44, no.2(2011):486—508; Don Soderquist, *The Wal-Mart Way: The Inside Story of the Success of the World's Largest Company*(Nashville, TN: Thomas Nelson, 2005).

5 信息为基

　　信息在医疗保健中极为重要。当人们患病时，他们最想从医疗体系当中获取的东西就是信息：我到底得了什么病？有什么办法可以治好？负责治疗的医生也需要综合来自多方的信息——教科书、血液化验与影像报告，还有自己的经验——形成诊断意见，然后基于自己掌握的有关专科医生与患者病情的信息，将患者转诊到恰当的后续医疗。专科医生则必须调动自己的信息集，确定确切的疗法以及这些疗法的顺序。而这一切都得考虑到患者的偏好与成本分担。

　　若将其视为一项生产过程（给定患者以及各种可能的治疗方案，我们怎样生产出"康复"），医疗保健应当是整个经济中信息密集度最高的之一。然而，医疗保健作这些决策的信息基础，却比整个经济中的任何其他产业都落后。多数医疗记录尚未计算机化，医生还得把重要医学知识都存在大脑里。追寻不同医疗程序的收益、风险与成本的细节，往往比登天还难。考虑下面的情景：

- 当你因为某个未解决的问题被一名医生转诊到另一名医生时，不得不向后者重新解释整个过程的频率有多高？

- 最近一次你的某位家属接受外科手术前，是否有人向他们提供手术医生的临床结果记录，抑或你们完全是靠口碑来判断这名医生的水平？

- 你或某位家属是否曾因为第一次化验的结果丢失或临时找不到化验单不得不重做化验？

太多的人会对这些问题给出肯定问答。这表明美国的医疗体系无法有效地储存和调取信息。其结果是不必要的高成本和低质量。正因为此，信息获取的便利和改善必须成为健康体系提升的一部分。简而言之，没有哪个连自己在做什么都糊里糊涂的产业会兴旺发达。

成功的企业都重金投资于信息技术。沃尔玛的例子已在前面章节涉及，但它并不是唯一的例子。美国企业从20世纪70年代末和80年代初开始大量投资于信息技术（图5.1）。赶上20世纪90年代的互联网巅峰，对信息技术的投资继续高涨，且从此居高不下。美国企业平均每年花在计算机和软件上的雇员人均支出约为 2 700 美元。医疗保健在这方面却拖了后腿。事实上，它是美国经济中对信息技术运用最少的产业之一。

投资占GDP比例（%）

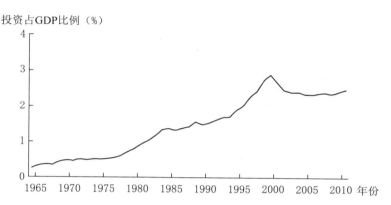

资料来源：数据来自 National Income and Product Account，www.bea.gov.

图 5.1 非居民计算机与软件投资占 GDP 的比例(1965—2011 年)

医疗保健技术有多种类型，我们先从最基本的说起。信息技术系统通常被称为电子医疗记录（EMR）或电子健康记录（EHR）。两个术语大体上可以交替使用，为简单起见，我们使用 EMR。

EMR 不是一套计算机代码；一套系统可以完成多个层次的功能。表 5.1 列出了一种有用的系统分类法。[①]一份 EMR 包含四项功能。第一项功能是储存临床信息，包括患者人口统计学、医嘱、问题清单以及药物治疗清单。基本的 EMR 体系只涵盖这里除医嘱与护理评估外的其余项目。一份完整的 EMR 则会涵盖全部项目。

表 5.1　一份电子医疗记录的功能

功　　能	描　　述	基本	综合
电子临床信息	患者人口统计信息、问题清单、药物治疗清单、出院概要、预设指示	✓	✓
	医师笔记、护理评估		✓
结果管理	查看实验报告、放射报告、诊断化验结果	✓	✓
	放射成像、诊断化验成像与咨询报告		✓
计算机化医嘱录入系统（CPOE）	药物治疗	✓	✓
	实验室报告、放射化验、药物治疗、咨询请求、护理医嘱		✓
决策支持	临床指南、临床提醒、药品过敏结果、药品交叉反应、药品实验反应、药品剂量支持		✓

资料来源：Dustin Charles, Michael Furukawa, and Meghan Hufstader, *ONC Data Brief*：*Electronic Health Record Systems and Intent to Attest to Meaningful Use among Non-Federal Acute Care Hospitals in the United States*：*2008—2011*, issue brief no.1（Office of the National Coordinator for Health Information Technology, 2012）, www. healthit. gov/media/pdf/ONC_Data_Brief_AHA_2011.pdf.

　　结果管理（results management）是第二项功能，包括储存报告以及更高级系统内的影像。一份完整的电子 EMR 中无需有放射底片，因此也不存在底片丢失问题。第三项功能是计算机化预定（computerized ordering），让医生电子预定实验室和放射化验、药物治疗以及咨询。最后，决策支持（decision support）提供临床指南和提醒事项，以及对药物处方进行安全核查。

　　为帮助理解这些功能对医疗服务的影响,我们考虑贝特西·莱曼(Betsy Lehman)的经历。贝特西是一名 39 岁的妇女,两个孩子的母亲。她住在波士顿,是《波士顿环球》(*Boston Globe*)的健康专栏作家。1993 年,贝特西被诊断为晚期乳腺癌。她选择在波士顿全球著名的 Dana Farber 癌症研究院接受治疗,该研究院当时尚未使用电子医疗记录。

　　贝特西加入了第一阶段的临床试验,接受高于正常剂量的化疗药物:环磷酰胺。[②]化疗都会产生某些共同的副反应,比如恶心和呕吐。过量的环磷酰胺还会导致心力衰竭。贝特西本来应该连续四天接受化疗疗法。当天在肿瘤科值班的研究员根据贝特西的身高与体重计算了她要接受的剂量,但不清楚究竟是该标明总剂量还是日剂量(等于总剂量的四分之一)。负责监督的医师写的治疗方案根本看不清,研究员于是自作主张标为日剂量。

　　订单被送到药房,两名药剂师审查了订单,但没有纠正或质疑错误。护士感觉剂量有问题,但什么也没有做。结果是贝特西·莱曼每天接受的累计化疗临床剂量——何况原先本来已经是高剂量——是原定总剂量的四倍。贝特西出现严重的恶心与呕吐症状,更重要的是心脏受损。第二天早晨即将出院的时候,她遭遇心脏停搏,最后不幸去世。

直到数月之后，Dana Farber 所犯的错误才被发现：当研究人员分析贝特西参与的临床试验数据时，注意到她接受了剂量严重超标的化疗。后来发现，还有一名患者因为同样的失误受害。那名患者出现严重的心力衰竭，但幸运地熬过了试验，在两年半后去世。

是什么导致了贝特西之死？一方面，这要归咎于人：将治疗方案写得含糊其辞的医生，不核实正确剂量的研究员，对订单不闻不问的药剂师，以及知而不言的护士，统统难辞其咎。许多人在事后都受到了惩罚。那位研究员的马萨诸塞州行医执照被暂停三年；两名医生的临床权利也被暂停；三名药剂师和 16 名护士遭到公开谴责。

但是，更重要的是医疗系统失灵了。既没有对如何记录临床试验的标准化，也没有核查用药管理是否正确的技术手段，更没有制度能保证发现问题的个人可以中止治疗过程，直到确信一切无误之后再重新开始。

Dana Farber 因为医疗失误害死一名患者的消息像一枚炸弹击中了医院。两年内，医院院长、医药主管以及多个部门的领导都离职了。让后来的患者感到宽慰的是，Dana Farber 坦然承受了这个令人震惊的损失，并将它当成彻底变革信息系统的动力。

在意外死亡发生之后不久，Dana Farber 就安装了一套带有电子化医嘱录入与决策辅助的电子医疗记录。如今，若没有医嘱输入计算机系统，就无法配药。未经计算机审查的批准，药剂师不得填写处方，除非他们发现了一项证明剂量合理的研究或临床试验方案。护理人员要复查甚至三次审查药品剂量与患者身份是否匹配。Dana Farber 如今已经成为美国最安全的医院之一。但是，这是用一场悲剧换来的。

令人遗憾的是，贝特西·莱曼的悲剧只是冰山一角。由于误读手书酿成的医疗事故还有不少，比如 1999 年得克萨斯州一名药剂师读错了医生的手写药方，误把钙阻断剂当成治疗胸痛的药发给患者，最后造成这名患者死亡。③据估计，美国每年有 710 万起药品伤害事件，普遍采纳电子化的输入系统可以将这一失误率降低近 90%。④在贝特西·莱曼死亡 6 年后的 2000 年，美国医学研究院估计，每年仍有 44 000—98 000 名患者死于医疗体系出现的失误。⑤

在贝特西·莱曼之死与美国医学研究院的报告广泛发布之后，你或许以为医院和医生办公室会赶紧采购 EMR 系统。令人悲哀的是，事实并非如此。

图 5.2 展示了办公室坐诊医生拥有任意 EMR 系统的比例和至少拥有一套表 5.1 所定义的基本 EMR 系统的比例。⑥我们重点考虑 2000—2009 年（原因后文自然清楚）。

2000—2005 年，只有 20％的医生拥有一套 EMR 系统。到 2008 年，有 42％的医生具备了某种电子能力，但只有 17％的医生实现了前文提到的基本功能。因此，研究者们毫不怀疑，贝特西·莱曼式的失误仍在频频上演。

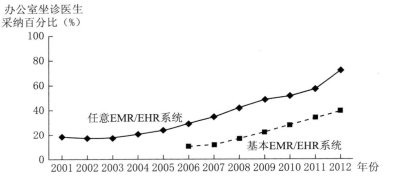

注：任意 EMR/EHR 系统是指对"这家诊所使用 EMR 或 EHR（不包括结账记录）吗？"这一问题的某种肯定回应。基本系统在表 5.1 中介绍过。

资料来源：对数据与结果的描述，请参阅 Chun-Hu Hsiao 与 Esther Hing, *Use and Characteristics of Electronic Health Record Systems among Office-based Physician Practices：United States，2001—2012*，NCHS data brief no.111（2012），www.cdc.gov/nchs/data/databriefs/db111.pdf。

图 5.2 办公室坐诊医生们对 EMR/EHR 系统的采纳情况（2001—2012 年）

与此类似，在 21 世纪的头十年，只有少数医院投资建立了广泛的信息技术系统。如图 5.3 所示，2008 年仅有 9％的医院拥有一套基本 EMR 系统。平均每名雇员在信息技术上的支出只有 1 900 美元，比美国所有产业的平均水平低 30％。[⑦]这已经是贝特西·莱曼过世 10 多年后，美国医学研究院的报告发表 8 年之后了。

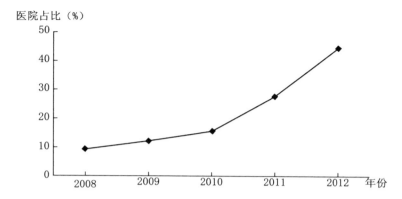

医院占比（%）

资料来源：数据来自 Dustin Charles et al.，*Adoption of Electronic Health Record Systems among U.S. Non-federal Acute Care Hospitals*：2008—2012，ONC data brief no 9（Washington，DC：Office of the National Coordinator for Health Information Technology，2013），www.healthit.gov/sites/default/files/oncdatabrief9final.pdf.

图 5.3　基本 EHR 系统在医院的采纳情况（2008—2012 年）

　　医生与医院主管们并不否认 EMR 系统的价值，也无人对美国医学研究院的可预防死亡数量估计提出真正的异议。但是，医疗保健提供者依旧对信息技术投资不足。原因何在？成本是提供者们提到的主要原因。建立一套完整的 EMR 系统要花费大约 2 000 万美元，每年还要投入 300 万美元的运营成本。[8]多数医院表示无力承受。事实上，普通的医院每年资本预算仅约为 1 000 万美元。[9]试想一家医院如何负担得起 EMR 投资？

　　成本理由固然重要，但经不起深入推敲。许多医疗技术都有成本，但仍然有医院采购。超过 1 600 家医院（大约是总数的三分之一）采购了标价 100 万—225 万美元的机器人手术设备（比如，达·芬奇机器人），每年维护成本为 14 万美元，每次手术的供应成本将近 2 000 美元。⑩约有 2 000 家医院拥有一台 64 层 CT 扫描仪（成本超过 100 万美元），近 900 家医院拥有一台 PET 扫描仪（成本在 250 万美元以上）。许多医院正在投资癌症的质子射线疗法，这是一项高达 2 亿美元但回报尚有待证实的技术（主要市场是前列腺癌）。那么，究竟是什么使得 EMR 如此与众不同呢？

医疗保健的经济学分析得出的令人惊讶和遗憾的结论是，EMR 提供的那种质量改善不划算。不同于新型诊断技术或治疗技术，信息技术是个"赔钱货"。

要理解其中的缘由，请思考一下医院投资一项新技术（包括信息、诊断或治疗）的经济性。一个新的医疗机会可以通过三种方式影响医院的财务底线：给提供者带来更多业务、允许提供者提高患者的治疗价格或者可以降低治疗成本。悲哀的是，这三方面都不利于信息技术投资，尤其是相对于诊断和治疗技术而言。

首先，让我们考察治疗技术的投资——达·芬奇机器人。这是一种由外科医生控制台控制的四个机械臂的机器人。机械臂比人手的活动范围更大，而且更灵巧。因此，很多外科医生喜欢用它，哪怕是对可以借助腹腔镜完成的手术也会用到它。到目前为止，机器人主要用于前列腺切除手术，当然还有其他用途，比如子宫切除术和胆囊切除术。

患者被达·芬奇机器人吸引到医院。康复时间比常规的前列腺切除术缩短，所以多数泌尿科医生都会建议前列腺切除患者做机器人手术。因此，一家医院若想做前列腺切除术（顺便说一句，这种手术盈利丰厚），就需要有泌尿科医生，同时就需要求配备手术机器人。

相比之下，患者却不太可能根据是否配备 EMR 系统选择去哪家医院。安全统计数据并非定期报告，即便是同行的医生也很少了解。事实上，我怀疑大多数患者在入院前可能都不清楚自己的医院是否有 EMR 系统。

信息技术投资对价格的影响也不同于诊断和治疗投资。就某些技术（不包括达·芬奇机器人）而言，引入更新的技术的提供者能够收取更高价格。比如，心脏病专家和医院放支架治疗心脏病得到的付费要高于不做外科手术的心脏病治疗。由于支付额通常高于支架成本，而且支架插入相对容易，经济学的考量决定了提供者会更倾向于技术性的强化医疗。就 EMR 而言，支付者通常并未给有 EMR 的提供者应有的更高报销（也许他们应该这么做）。

对成本的影响更加微妙。有些时候，拥有 EMR 可以降低成本。Dana Farber 发生的两个失误导致了数百万美元的医疗事故和解赔偿金，信息技术系统本来是可以防止这种失误发生的。然而，EMR 系统带来的最大成本节省不会落到投资机构身上。不妨回顾 Intermountain 和剖腹产率的下降。安装一套 EMR 并用它监控是否适合引产每年可帮 Intermountain 节省 5 000 万美元。但是，对剖腹产的报销额通常高于顺产，因此减少剖腹产只会减少 Intermountain 的收入。保险商省下了钱，Intermountain 却没得到好处。当 Virginia Mason 减少下背疼痛的 MRI 与整形咨询数量时，同样的情况也发生在它们身上。由此造成的损失如此严重，以至于 Virginia Mason 和推广它的企业要求保险公司提高对物理治疗的付费，否则 Virginia Mason 就没法在这个领域坚持下去了。

由此形成的净效应是，更有效率地经营医院带来的多数临床节约无法被负责投资的医院自己获得。因此，医院通常会忽视效率。麦肯锡咨询公司估计，一家医院安装信息技术系统减少的成本只能抵消安装成本的四分之一到二分之一。⑪其余的必须从别处寻求报销。在预算紧张的时代，没人愿意做这种赔本的买卖。

不妨将医疗保健中的这种局面与其他产业做个对比。如果一家汽车公司造的汽车无法启动，顾客会退回汽车，制造商必须免费提供一辆新车，并承担运输和行政等相关成本。除此以外，失望的顾客还会建议亲朋好友不要买这款车。医疗保健中的经济学却与此相反。如果患者因为服用了过敏的药品不得不延长住院时间，治疗感染的额外医疗可以得到报销，而且往往报销额很高。此外，我们常常搞不清楚究竟是医院做错了还是患者时运不济。因此，提供者的声誉不会对医疗的好坏及时做出反应。由此造成的净效应使医疗保健中的信息技术投资相对于其他产业明显受到歧视。

医疗保健信息技术投资的经济学还有一处不同于其他产业，就是医疗保健企业之间存在别的产业没有的溢出效应。任何提供者从信息技术投资中获得的收益，都在很大程度上取决于其他提供者对信息技术的投资。考虑一名患者在自己的初级保健医生诊所看病后，被转诊到专科医生接受更复杂的化验、再入院做外科手术的情况。对他的最优管理要求初级保健医生、专科医生和医院共享医疗记录（专业术语叫"互操作"），也就是专科医师手上有患者的病史，医院清楚患者对什么药物过敏，初级保健医生可以跟踪手术并监督随访。

但是，即便是实现了电子化，医疗记录目前仍无法互操纵。初级保健医生、医院和专科医生可能有三套不同的计算机系统（如果它们有信息技术系统的话）。因此，几乎无法利用这些系统中储存的信息实现有效率的治疗。这就是经济学术语中的"网络外部性"（network externality）：当其他提供者都采用与之兼容的系统时，一个提供者采纳一套信息技术系统得到的好处更多。

无论朋友间共享电子游戏还是医疗提供者共同治疗患

者都是如此。在任何具有网络外部性的系统中，都必须有一些组织推动产业投资于共同标准。在零售行业，这种推动组织是沃尔玛。沃尔玛要求它的商业伙伴采用兼容的计算机系统，否则就拒绝与之合作；几乎所有伙伴都接受了这一要求。在其他情形中，政府是牵头机构。20世纪70年代，金融企业显然需要通过电子方式将资金从一个组织转移到另一个组织。于是国家自动清算所协会——一个由政府支持的商业银行、储蓄银行、信用社以及储蓄和贷款协会联合组织——应运而生。结果带来了巨大的好处。

2008年，多数专家都清楚医疗保健的信息结构亟须重大干预。必须采取行动，否则局面将无法好转。

2007年，我开始担任当时还是参议员的巴拉克·奥巴马的医疗保健顾问，随后又担任他竞选总统的高级医疗保健顾问。许多人受命协助为新政府拟定健康政策。在讨论战略时，我们都清楚必须解决健康信息技术问题。没有人认为信息技术本身能治愈美国医疗保健体系，但它必须成为解决方案的一部分。

受参议员奥巴马的鼓励，我们大胆解放思想，提出让联邦政府提供500亿美元激励推动EMR发展。这笔钱将用于补贴愿意走信息技术路线的医生和医院。我们之所以确定为500亿美元，不是因为要支付电子系统的全部成本（估计美国需要 1 500 亿美元才能做到大体上联网），而是因为这笔经费能为无力承受的提供者排忧解难，并带动其他提供者投资。

令人惊喜的是，美国国会接受了投资信息技术的建议。2009 年初，作为《美国振兴与复苏法》（也就是经济刺激法案）的内容之一，国会通过了支持健康信息技术投资的立法。这部分法律被称为 HITECH 法，全称是"面向经济与临床健康的健康信息技术"法。提供者利用健康信息技术系统可以从 Medicare 那里获得额外支付，如果不这么做则会遭受损失。在法案通过当时的估计是，HITECH 将在健康信息技术上花费 300 亿美元（尽管所花的钱已经超出了预期）。健康信息技术计划是争论不休的立法中少数获得两党一致认同的部分。

HITECH 法设计得很好。它不是将资金配置到用于购买计算机，国会明确规定，信息技术系统必须"真正投入使用"。医生必须使用设备改善医疗，而不只是拥有设备。健康信息技术国家协同办公室（ONCHIT）负责拟定保证真正使用的准则。与我共同负责开发方案的大卫·布卢门撒尔（David Blumenthal）博士被任命为该部门的主管。

经过多次讨论，第一轮的"真正投入使用"准则在 2010 年发布，其中明确规定了计算机化提供者预定登录、核对药品交叉反应与过敏以及临床决策支持等基本功能。随后几轮转向在所有活动中全面使用医疗记录,让记录在各系统之间实现互操作。

随着 HITECH 法的通过,尤其是自"真正投入使用"准则发布以来,信息技术的使用已经迅速增加。2010—2011年,医院对 EMR 的采购翻了一倍(见图 5.3)。门诊系统在过去三年增长了将近 50%(见图 5.2)。在接下来的几年内,几乎所有医院和多数医生可能都会采纳 EMR 系统。[12]

减少医疗失误和促进医疗协同只是信息技术的一个方面,还有其他方面。良好的医疗保健要求患者参与到医疗决策当中,信息技术在协助实现这一点上潜力巨大。

考虑以下情景:一名 62 岁的老人在每两年一次的血液化验中被诊断出局部前列腺癌(前列腺抗原 PSA 水平超标)。诊断结果得到了活体检验的证实。老人面临着艰难的决策:是切除前列腺(比如利用前文提到的达·芬奇手术机器人),做放射疗法,还是观察肿瘤发展情况? 不同的选择有不同的临床与财务含意。前列腺切除会增加性无能和大小便失禁的概率,但有助于遏制肿瘤继续生长。放疗无需动手术,但也可能产生副反应,[13]而且比手术的成本更高。如果癌症不会快速扩散(绝大部分前列腺癌都不会),观察等待是理想选择,该选择又被称为积极管理。但是,这对于快速发展的癌症并不适用。积极管理的成本低于其他选项。

在接受偏好调查时,男性患者表达了强烈的观点。有人急不可耐地选择癌症切除,无法容忍癌症继续发展。其他人更关心性功能或膀胱控制,因而选择等待。要作出治疗决策,人们必须掌握有关不同治疗路径的临床收益与风险的信息以及每种干预程序的财务成本。

由于许多人面临较高的成本分担率,各种治疗选项带来的财务影响很大。[14]这些本应该相对容易决定。保险商清楚不同选项的价格表取决于手术程序与提供者,因此,它们可以告诉人们每个提供者对每个选项的收费高低。遗憾的是,保险商通常不提供这种信息。多数保险商没有建立用于评估价格的信息系统,它们没有对这类系统进行投资。因此,尽管对治疗决策重要,多数人仍无法将成本纳入治疗决策当中。

传达不同选项的临床后果通常是医生的责任。但是,这里的系统同样糟糕。人们渴望获得有关不同选项及其后果的临床信息,他们从网上搜索信息,阅读临床研究并咨询自己的医生。当人们获得说明不同治疗及其潜在后果的结构化决策音频时,自然会心怀感恩,并据此做出自认为宽慰的决策。[15]但是,这种信息很少被系统地提供,因而往往无法纳入人们主动或被动的真实决策考虑当中。一项研究表明,即将接受放射治疗的患者并未比打算动手术的患者更愿意接受放射治疗,反之亦然。[16]另一项研究显示,更多的人宁愿选择观察等待而不是遵循治疗路径,[17]但医生会引导人们选择更冒进的治疗。[18]

信息技术可被用于解决上述的每一个痛点。保险商应该被要求通过电话或网络向人们实时地说明不同决策的财务后果。代购保险的雇主应该坚持这一要求,联邦与州政府也应该替通过公共计划获得保险的人们提出这一要求。医生应该随时掌握告知患者治疗选择与后果的更好方式。保险商可以通过对使用决策辅助技术的提供者付更多费用来为患者提供帮助。由于人们往往不像医生那样冒进,这甚至可能省钱。患者应该坚持要求在作出这样的重大决策前获得全部信息。这毕竟是关系他们切身利益的决策。

对医疗决策信息最好的类比也许是购车决策。在信息技术时代来临以前,选购汽车是一件令人压抑和难受的事情。交易商掌控着一切,消费者只能任人宰割。没人喜欢这种体验。随着消费者更加有知情权,对汽车购买的种种担忧逐渐消退。我经常向读者提出这样一个简单问题:与同医疗保健体系打交道或购买一辆二手车,哪个更令你感到愉悦?多数读者都宁愿购买一辆二手车。事实上,在得知每个人都这样想后,他们会发出神经质的傻笑。这可不是什么好兆头。

信息技术系统的影响范围远远超出了医生的诊所和患

者的计算机。信息技术还是降低行政成本的基础。考虑一种典型的行政成本——医生上报自己提供的服务并获得报销所产生的成本。具体而言，设想一名医生做完了MRI，并将账单发送给患者的保险商。然后，这名医生了解到保险商只对医疗必需的MRI给予报销。保险商可能要求他提供附带相关化验结果和处方的现场诊断的文档证明。为获得付费，这名医生必须提供这一文档。遗憾的是，这项信息通常记录在患者的书面记录中，因此医生诊所必须派人复印相关文档，并将其邮寄或传真给保险商。这个过程中付出的时间与精力统统算进了医生的运营成本，最终将通过更高的医生报销额获得支付，而这将被转嫁到更高的保费中。

电子医疗记录有助于降低这些成本。当患者的记录电子化时，医生的助手只需将其打印出来并发送给保险商。这显然要比现在的复印和传真容易多了。但是，技术还可以做得更多。如果把电子医疗记录与结账系统整合起来，连打印、邮寄或传真都可以省去了。如此一来，相关的文档可以按照需要随时自动与保险商共享。事实上，我们可以想象，未来保险商根本不需要这类文档。医生可以证明决策支持软件事先已核对了相关诊断与处方并批准了MRI。保险商可以利用决策支持软件的批准证明MRI在医学上确有必要。

消灭计算机比人类做得更优秀的工作，是成功企业的标志之一。沃尔玛是将计算机系统联网的第一家大型企业，一个超市采购的产品可以自动补订货，根本无需人类参与。医疗保健的信息技术同样可以做到这一点。

本人与一位博士研究生雷思·威尔克(Reth Wikler)和一名执业医生彼得·巴施(Peter Basch)共同完成的一项研究试图估计这场信息革命对医疗保健的行政成本意味着什么。[19]我们的估计是，更好地利用信息技术每年可以节约400亿美元以上。这相当于每年每人节约超过100美元。这还只是保守的估计，因为我们只触及了信息一体化的表面。回忆一下，不必要的行政成本是这一数字的6倍之多。受技术驱动的医疗保健系统的行政成本也许永远无法像基于简单规则的单一支付制度那样低，但可能不相上下。

医疗保健中的一切都会有人质疑，健康信息技术的价值也不例外。HITECH法赢得了普遍的掌声，但也遭遇到抨击。我们怎么知道健康信息技术真的会带来更有效率、更低的医疗保健成本呢？

尽管有大量研究考虑这个问题，无奈总体数据难以获取，巧妇难为无米之炊。兰德公司的研究是对健康信息技术带来好处的最著名成果。2005年，它们估计，接近普及的健康信息技术每年可以节约800亿美元。[20]它们的分析并不复杂,最大的节约来自因为住院记录电子化得以尽快出院的人们,实质上未涉及前文提到的过程或行政变革带来的节约。但是,由于它所代表的精确度,这篇文章备受瞩目。

想象一下,当同一组人 2012 年的另一项研究断言健康信息技术的经验"令人失望",健康信息技术对效率和质量的影响"尚无定论"时,[21] 批评者如何盯住这个结论以及奥巴马政府的医疗保健方法及其谋划者大做文章。难道健康改革的一条腿就要眼睁睁地跛了?

事实上并非如此。兰德公司后一项研究的作者们做出了一个重要的区分。在我们看来,健康信息技术未能迅速兑现承诺并不是因为缺少潜力,而是因为在健康信息技术系统设计与实施中的缺陷。[22] 在做出评估的 2012 年,健康信息技术仍处于宣传阶段。技术在任何地方都尚未普及。此外,许多系统并未(现在仍未)实现互操作,因此一些好处尚未释放出来。许多组织尚未在信息技术投资之外辅以恰当的工作流变革。学会如何使用整套新系统并重新设置可从中获益的医学实践也要花费时间。本人预期,七年之后,有关健康信息技术的结论将会同现在大相径庭。

我不怀疑信息技术的更大应用将给医疗保健带来益处。但是,这么做肯定也会存在副作用。最重要的副作用或许是小型家庭执业医生将逐渐走向消亡。大企业可以承受得起信息技术上的花费,小企业则无力承受。我所在的哈佛大学有一个庞大的信息技术部门,其员工负责监督学校的网络,管理计算机采购和连接,安装新软件,并确保系统安全。我的家里就没有类似的人员,除非是把我当成计算机罢工时灰头土脸的信息技术人员。

面对提供者进行电子化的激励以及不久后不进行电子化的惩罚,个体提供者将面临艰难的抉择。他们将不得不在临床诊所外管理一套信息技术系统,还是加入一个更大的团队之间做出选择。许多医生将选择后者。即便是小医院也会发现,自己难以与配备更庞大的信息技术员工队伍和拥有更高级的复杂技术的更大医院的竞争。

从这个意义上讲,医疗保健与经济其他部门并无二致。几乎在每个产业中,信息技术的革命都使企业规模的扩大了。零售行业过去规模小且局限在本地经营,如今却被像沃尔玛和亚马逊这样的大企业主宰。银行过去也局限在本地,如今则是全国性的。即便是律师公司也已经扩展到全美甚至全世界,部分原因是这样更便于它们与大客户分享信息。

我们已经在医疗保健领域发现了类似的迹象。在小团体内执业的医生的比例随年龄显著下降(见图 5.4)。40%以上的 65 岁或以上的医生是在个人诊所或两人诊所执业,但 35 岁以下的医生只有不到 5% 是这样。

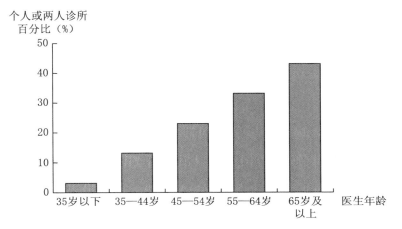

资料来源：数据来自 2004—2005 年的"社区跟踪调查"，Allison Liebhaber and Joy M. Grossman，Tracking Report—Results from the Community Tracking Study：Physicians Moving to Mid-Sized，Single-Specialty Practices，report 18（Center for Studying Health System Change，2007），www.hschange.com/CONTENT/941/941.pdf。

图5.4　个人或两人诊所所占的比例(按年龄段)

此外，诊所也在迅速发生变革。图 5.5 显示，在个人诊所和两人诊所中执业的医生的比例从 1996—1998 年的 41%下降到了 2004—2005 年的 33%。医生越来越多地加入 6—50 名医生构成的中等规模诊所。信息技术资源的需要是促成这种转变的原因之一，并将继续推动这种趋势。

并购的冲动在医院层面也存在。大型医院系统远远要比单个医院或更小的医院系统更有可能拥有 EMR。比如，2011 年的一项研究发现，43%的大型医院拥有一套 EMR，小型医院这一比例仅有 21%。[23] 大型医院比更小的医院有更充裕的可自由支配收入。在典型的美国大城市里，最大

医生百分比（%）

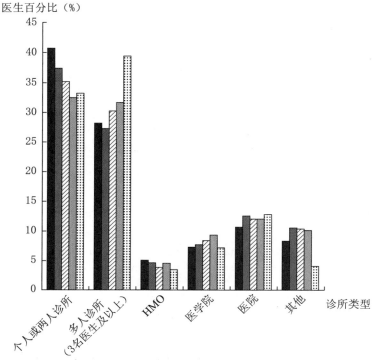

资料来源：同图 5.4。

图 5.5　医生诊所的规模差异

的医院系统完成了 28% 的患者入院，获得了 35% 的利润。[24]
由于患者比例高、利润占比更高，大型医院系统有更多的资
源投资于信息技术，有更大的空间实施组织变革，以及更强的
能力抵抗支付额的削减。这鼓励提供者系统变得愈来愈大。

　　在我的家乡波士顿，医疗保健高端市场被最大的提供
者系统 Partners HealthCare 主宰，这是一个由马萨诸塞州
总院（Massachusetts General Hospital）和布里格姆—妇女

医院(Brigham and Women's Hospital)共同发起的组织。根据马萨诸塞州首席检察官的陈述,Partners HealthCare 的医院与医生获得的报销率要高于其他地方的医院和医生,[25]它的财务储备也让其他机构相形见绌。[26]尽管市场中的其他医院想奋力追赶,它们之间的差距却越拉越大。事实上,支配性系统的竞争最终可能不是来自本地提供者,而是来自全国性系统。波士顿人不会到杜克大学医院(Duke University Hospital)看常见病,但可能会到那里做脑部手术,就像已故的参议员爱德华·肯尼迪(Edward Kennedy)那样;或者会去克利夫兰诊所(Cleveland Clinic)做心脏手术,就像罗威(Lowe)最近宣布将对许多心脏病手术做的那样。

多数分析者对小型执业者可能消亡的前景心态复杂。有人为小诊所里面患者与提供者之间曾经的那种亲密关系即将消失而哀叹。其他人担心大型提供者会抬高价格。毕竟,谁能在波士顿只提供不允许患者到该地区最有声望的两家医院住院的健康保险计划呢?反过来,其他人认为,只有当提供者更加一体化时,组织变革才有可能发生,因此一体化是临床节约的先兆。

当大型企业支配一个市场时会怎么做,取决于它们如何解读自己的权力。[27]许多大企业过着"低调的垄断者生活",它们很少投资开发新产品或工艺,收取高额价格,并怡然自得地过着优越的地位带来的好日子。这是美国汽车产业数十年来的问题之一。其他支配性企业认为自己不断面临威胁，总是过着胆战心惊的日子。沃尔玛因其强烈的忧患意识而著称，它认为自己随时可能因为顾客流失而降价，哪怕它已经是世界上最大的零售商。

大型医疗提供者的支配会对市场产生什么影响，这取决于医疗保健服务市场的模样。当竞争像零售行业那样充满活力时，大企业会发挥规模效率降低价格。反之，当利润唾手可得时，悠闲的生活将成为主流。因此，信息技术对医疗保健的最终影响将取决于提供者争夺患者需要的程度。这就直接引出了支付问题：医生和医院将会如何获得报酬？下一章将讨论这个主题。

注释

① Dustin Charles, Michael Furukawa, and Meghan Hufstader, *Electronic Health Record Systems and Intent to Attest to Meaningful Use among Non-Federal Acute Care Hospitals in the United States: 2008—2011*, issue brief no. 1 (Office of the National Coordinator for Health Information Technology, 2012); and Catherine M. DesRoches et al., "Electronic Health Records in Ambulatory Care—A National Survey of Physicians," *New England Journal of Medicine* 359, no. 1 (2008): 50—60. See also David Blumenthal et al., *Health Information Technology in the United States: The Information Base for Progress* (Princeton, NJ: Robert Wood Johnson Foundation; 2006); *Key Capabilities of an Electronic Health Record system: Letter Report* (Washington, DC: Institute of

Medicine，2003）。

② James B. Conway and Saul N. Weingart，*Organizational Change in the Face of Highly Public Errors I . The Dana-Farber Cancer Institute Experience*（Washington，DC：Agency for Health Care Quality and Research，2005）；Scott Allen，"With Work，Dana-Farber Learns from '94 Mistakes，" *Boston Globe*，Nov. 30，2004；Christine Gorman，"The Disturbing Case of the Cure That Killed the Patient，" *Time*，Apr. 3，1995；and Mark Crane，"Who Caused This Tragic Medication Mistake，" *Medical Economics* 19（2001）：49.

③ Michael R. Cohen，ed.，*Medication Errors*，2d ed. （Washington，DC：American Pharmacists Association，2007）.

④ *Crossing the Quality Chasm：A New Health System for the 21st Century*（Washington，DC：National Academies，2001）；Joseph Antos et al.，*Bending the Curve：Effective Steps to Address Long-Term Health Care Spending Growth*（Washington，DC：Brookings Institution，2009）；同样参见 Newt Gingrich，Dana Pavey，and Anne Woodbury，*Saving Lives & Saving Money：Transforming Health and Healthcare*，（Washington，DC：Gingrich Communications，2003）；and Douglas Johnston et al.，*The Value of Computerized Provider Order Entry in Ambulatory Settings*，Center for Information Technolog Leadership，www.partners.org/cird/pdfs/CITL_ACPOE_Full.pdf；David W. Bates et al.，"Effect of Computerized Physician Order Entry and a Team Intervention on Prevention of Serious Medication Errors"（abstract），*Journal of the American Medical Association* 280，no.15（1998）：1311—1316；and Philip Aspden et al.，*Preventing Medication Errors*（Washington，DC：National Academies，2007）。

⑤ Linda T. Kohn，Janet Corrigan，and Molla S. Donaldson，*To Err Is Human：Building a Safer Health System* （Washington，DC：National Academies，2000）.

⑥ 对数据与结果的描述，请参阅 Chun-Hu Hsiao and Esther Hing，"Use and Characteristics of Electronic Health Record Systems among Office-Based Physician Practices：United States，2001—2012，" NCHS data brief, no.111, December 2012。任何 EMR/EHR 系统是指对问题"该诊所使用电子医疗记录或电子健康记录（不包括结账记录）了吗?"给出了肯定回答。表 5.1 描述了基本系统。

⑦ 据美国商务部估计,2008 年 General Medical and Surgical Hospitals 的资本总支出共计为 550 亿美元（引自 2008 Annual Capital Expenditures Survey）。另据 Healthcare Information and Management Systems Society 估计,17.76%的资本费用花在信息技术上（引自 2010 Annual Report of the U.S. Hospital Market）。2007 年,General Medical and Surgical Hospitals 有 510 万名雇员（美国人口调查局）。

⑧ Francois M. Laflamme, Wayne E. Pietraszek, and Nilesh V. Rajadhyax, "McKinsey on Business Technology," *McKinsey Quarterly* 20(2010): 1—33.他们估计每张床的费用大约为 10 万美元,而一家拥有 200 张床位的医院费用总计 2 000 万美元。

⑨ 2008 年,General Medical and Surgical Hospitals 的资本支出为 550 亿美元,2007 年有 5 100 家这样的医院（Census Bureau, www. census. gov/econ/aces/xls/2008/Full%20Report.htm）。

⑩ *Da Vinci Robot Investor Presentation*：*Q2 2012*（Intuitive Surgical, 2012）;John Carreyrou, "Surgical Robot Examined in Injuries," *Wall Street Journal | Health*, May 4, 2010.

⑪ Nick A. LeCuyer and Shubham Singhal, "Overhauling the US Health Care Payment System," *McKinsey Quarterly*(2007):1—11.

⑫ Congressional Budget Office, Letter to the Honorable Charles B. Rangel, Jan. 21, 2009.

⑬ "Radiation: Pros & Cons," Prostate Centre, www. prostatecancercare. com/treatment/external_ pc. html; Massoud Al-Abany et al., "Long-term Symptoms after External Beam Radiation Therapy for Prostate Cancer with Three or Four Fields," *Acta Oncologica* 41, no.6(2002): 532—542; and Mayo Clinic Staff, "External Beam Radiation for Prostate Cancer," Mayo Clinic, Feb. 26, 2011, www.mayoclinic.com/health/external-beam-radiation-for-prostate-cancer/MY01632.

⑭ Kaiser Family Foundation and Health Research and Educational Trust, *2011 Employer Health Benefits Survey*（Washington, DC: Henry J.

Kaiser Family Foundation, 2011).

⑮ Benjamin J. Davison, Lesley F. Degner, and Timothy R. Morgan, "Information and Decision-Making Preferences of Men with Prostate Cancer," *Oncology Nursing Forum* 22, no. 9(1995):1401—1408; Benjamin J. Davison and Erin N. Breckon, "Impact of Health Information-Seeking Behavior and Personal Factors on Preferred Role in Treatment Decision Making in Men with Newly Diagnosed Prostate Cancer," *Cancer Nursing* 35, no. 6(2012):411—418; and Ann B. Flood et al., "The Importance of Patient Preference in the Decision to Screen for Prostate Cancer," *Journal of General Internal Medicine* 11, no. 6 (1996): 342—349.

⑯ Benjamin D. Sommers et al., "Predictors of Patient Preferences and Treatment Choices for Localized Prostate Cancer," *Cancer* 113, no. 8 (2008):2058—2067.

⑰ Flood et al., "The Importance of Patient Preference"; and Erol Onel et al., "Assessment of the Feasibility and Impact of Shared Decision Making in Prostate Cancer," *Urology* 51(1998):63—66.

⑱ Floyd J. Fowler Jr. et al., "Comparison of Recommendations by Urologists and Radiation Oncologists for Treatment of Clinically Localized Prostate Cancer," *Journal of the American Medical Association* 283, no. 24 (2000):3217—3222; Allison A. Chapple et al., "Is 'Watchful Waiting' a Real Choice for Men with Prostate Cancer? A Qualitative Study," *BJU International* 90, no. 3 (2002):257—264; and Durado Brooks, "To Treat or Not to Treat Prostate Cancer: That Is the Question," American Cancer Society, Jan. 18, 2012, www. cancer. org/cancer/news/expertvoices/post/2012/01/18/to-treat-or-not-to-treat-prostatecancerthat-is-the-question.aspx.

⑲ 更多信息,请参见 David Cutler, Elizabeth Wikler, and Peter Basch, "Reducing Administrative Costs and Improving the Health Care System," *New England Journal of Medicine* 367(2012):1875—1878; and Elizabeth Wikler, Peter Basch, and David M. Cutler, *Paper Cuts: Reducing Health Care Administrative Costs* (Center for American Progress，2012）。

⑳ Richard Hillestad，Richard，James Bigelow，Anthony Bower，Federico Girosi，Robin Meili，Richard Scoville，and Roger Taylor，"Can Electronic Medical Record Systems Transform Health Care? Potential Health Benefits，Savings，and Costs," *Health Affairs* 24，no.5（Sept./Oct. 2005）：1103—1117.

㉑ Arthur L. Kellermann and Spencer S. Jones，"What It Will Take to Achieve the As-Yet-Unfulfi lled Promises of Health Information Technology," *Health Affairs* 32，no.1（2013）：63—68.

㉒ 同上，64。

㉓ Catherine M. DesRoches et al.，"Small，Nonteaching，and Rural Hospitals Continue to Be Slow in Adopting Electronic Health Record Systems," *Health Affairs* 31，no.5（2012）：1092—1099.

㉔ David M. Cutler，"The Next Wave of Corporate Medicine—How We All Might Benefit," *New England Journal of Medicine* 361，no.6（2009）：549—551.

㉕ *Examination of Health Care Cost Trends and Cost Drivers—Pursuant to G.L.C. 118G，§ 61/2（b）：Report for Annual Public Hearing* （Office of Massachusetts Attorney General Martha Coakley，2011）.

㉖ Carey Goldberg，"A Behind-the-Ledger Look at Partners HealthCare's Billions," WBUR's CommonHealth，Aug. 2011，http://commonhealth. wbur. org/2011/08/partners-healthcare-billions；"Transparency on Reserves," Partners HealthCare，www. connectwithpartners. org/2011/09/19/transparency-on-reserves/；and Kay Lazar，"Hospitals Report Hefty Reserves," *Boston Globe*，May 18，2010.

㉗ John R. Hicks，"Annual Survey of Economic Theory：The Theory of Monopoly," *Econometrica* 3，no.1（1935）.

6　激励有道

　　"跟着钱走"（follow the money），据说这是尼克松总统执政时期美国联邦特工"深喉"给调查水门事件的《华盛顿邮报》（Washington Post）记者鲍勃·伍德沃德（Bob Woodward）和卡尔·伯恩斯坦（Carl Bernstein）的暗示。要搞懂医疗保健的玄机，没有比这更好的建议了。医疗保健的报销方式对人们的行为有巨大影响，医疗保健改革必须考虑这一点。[①]

　　钱的问题在医疗保健中不像其他问题那样紧迫。当一名医生遇到一名受疼痛折磨的患者时，除非疼痛消失，否则谈其他几乎毫无意义。钱就好比是流经一幢房子的电流：它就在那里，但你看不见它。假如没有电，我们的生活将大为不同，但我们很少花时间去思考电为我们带来了什么（除非停电）。

要明白钱在医疗保健中的重要性，我们要回溯到20世纪60年代中期Medicare和Medicaid诞生之初。在Medicare推出以前，只有四分之一的老年人有体面的健康保险。由于绝大多数老年人相对贫困，他们几乎没有能力自掏腰包看病。老年人在医疗保健上的总支出有限，医疗主要为其他人群服务。

Medicare带来了两个根本转变。其一，它是老年人财务上的"及时雨"。[②]高企的医疗费用过去曾让人们倾家荡产，有了Medicare以后再也不会发生这种事。其二，Medicare的设立导致医疗体系的焦点发生根本转移。老年人的住院、医务人员和手术治疗数量都随之水涨船高。医疗技术日新月异，尤其是对老年人和在Medicare出现之前老年人医保覆盖相对低的地区。一项研究显示，Medicare本身直接导致医院使用量增加了23％，后续影响更大。[③]

健康体系的这种转型逐渐使老年人口的健康得以改善。慢性病曾一度被视为无法治愈和致命性的疾病，著名生物学家和作者勒内·杜博斯（René Dubos）曾在1969年指出，"现代医学对主导技术社会的病理图景的慢性病和退化性疾病的预防或治疗几乎无计可施"。[④]但慢性病逐渐变成了可以进行医疗干预的疾病。人类历史上第一次，由老龄化引发的疾病的致死率下降了。如今，活到65岁的人往

往有更安全的保险保障,更多的医疗保健服务以及更低的
死亡率。⑤

当然,影响人们的不仅仅是 Medicare 的可及性,政策
细节也至关重要。一份只保障极少数服务、给医生的支付
吝啬并要求患者大量自掏腰包的保单,对人们没有多大意
义。Medicare 之所以如此有价值,部分是因为它的慷慨。
相比而言,Medicaid 的支付太低,以至于许多医生不愿意收
治 Medicaid 患者。

但是,Medicare 在某些支付政策上存在问题。特别是,
Medicare 的支付基于按服务付费(fee-for-service)的制度。
支付问题很复杂,因此我们先从一个实例入手。假设一位
老年人患上了心脏供血动脉阻塞病。起初,是他的初级保
健医生和一名心脏病专家负责管理。一天,老人心脏病发
作,被送到急诊室,接受急诊室医生诊断后被转诊到医院的
一名心脏病专家那里,后者植入支架打通了被堵塞的动脉。
四天以后,老人抱着一堆药被"遣送"出院,并被转诊到一名
新的心脏病专家那里。

保险商可以通过多种方式支付。传统方法是对每项服
务单独付费,每次看初级保健医生或心脏病专家门诊都要
分别给予报销,植入支架的医生也要对此项服务报账,医院
要按住院按日收取床位费,以此类推。另一种方式是将某
些费用归类或"捆绑"打包。比如,一笔价格涵盖所有与住

院相关的服务（从住院天数到支架和急诊室医疗）。更大的捆绑将涵盖心脏病发作的整个周期，从急诊室直到数月的康复。最宽泛的支付将涵盖患者当年的全部医疗费用；整个医生团体要对整个发病期的成本管理负责。

多数医疗保健的基础是按服务付费的报销制度。这就是前文描述的第一种模式：每当一名患者接触一名医生，医生就要对提供的服务收费。医院同样如此。

这套支付制度看似合理——按服务付费在小卖部和零售连锁店常用——但其后果却可能是致命的。回到那位心脏病发作的老人。协同对他的治疗和康复有益。比如初级保健医生必须与几位心脏病专家协同，心脏病专家相互之间也要沟通，等等。但是，这些协同得不到任何报销（因为没有结账代码）。一名医生接待一名患者是一个（可以报销的）事件；与一名专科医生讨论他的诊断则不是。其结果是门诊频繁，但协同有限。由于协同对解决患者的问题如此重要，这导致了巨大的无效率。

即便这些服务得到报销，按服务付费制仍存在一个相关的问题。保险商对不同服务设定价格，但这些价格未必等于提供医疗的成本。当支付大于成本时，人们就有多做的激励。当报销低于成本时，医生们想要维持生计，便会有少做的激励。

假设有 3 名 Medicare 受益人同一天心脏病发作。[⑥]第一名患者被匆忙送往医院，接受的是溶栓药治疗，而不是动手术。平均来说，医院将因此获得大约 6 000 美元，多名医生也会得到微薄酬劳。第二名患者接受的是支架植入，医院得到的报销大约为 10 000 美元，负责放置支架的心脏病专家可以赚到大约 500 美元。第三名患者接受的心脏病搭桥手术。由于这个强度大得多，医院获得的报销大约是20 000美元，胸心外科医生另外获得大约 2 000 美元。这些支付公式相当有代表性，私人保险商通常会比照 Medicare 的支付结构，并往上提高一点付费。这些金额有多高呢？不妨对照一下，Medicare 对一次典型初级保健门诊的付费大约是 38 美元。

放置支架的成本当然要高于医疗管理，因此给心脏病专家的付费自然更高。但是，放置支架的成本绝没有医生和医院为此获得的付费那么高。一次常规支架植入完成起来相当快，大约是手术两小时加上一点准备和康复时间。给定这么高的报销价格，在一名新的支架患者身上榨取到的利润是相当丰厚的。门诊则远非如此。因此，干预性心脏病专家赚得要比非干预性专家的同仁多，强度最高的干预者赚得最多。胸心手术医生平均收入为 525 000 美元；（无论是否干预性）心脏病专家大约赚到 400 000 美元；内科医生大约赚到 200 000 美元。[⑦]

医院层面同样如此。医院利润的很大比例来自向有充分医保的患者提供的高强度服务，比如心脏病和整形。医院大力宣扬这些领域的最新技术，并争抢最有声望的外科医生。很少有医院会争着要成为"最不爱干预的机构"。

结果就是偏向于做得更多。如果患者可以做手术，那就直接上手术。毕竟，这对患者也有好处，而且医保报销慷慨。如果成为一名专业化的外科医生可以赚到两倍的收入，一名背负着沉重医疗债务大山的年轻医生为什么会理性地选择从事比 200 000 美元年薪更低的初级保健呢？有人或许认为二者都挺好，但干预赚到的钱显然要多得多。

除货币奖励以外，多干预还有一项重要的非货币"奖励"：降低被起诉的概率。医生们总是担心自己若不面面俱到就会被起诉，而且确有理由担心。研究显示，至少有四分之三的医生在其职业生涯中至少被起诉过一次，某些专科医生的被起诉概率更是将近100%。[8] 被起诉不会给医生带来财务损失，因为医生有覆盖赔款和法律费用的保险。但是，打一次医疗事故官司牵涉的时间和精力，以及一个人的职业道德遭受质疑带来的挫败感，让医生们对此敬而远之。

教训是明确的：对某些类型的医疗支付得更多，会导致提供者更倾向于选择报销更高的治疗方案，并限制了必需的医疗保健协同。

这些扭曲究竟有多严重呢？两个实例表明确实可能相

当严重。首先考虑 Medicare 对医院医疗的支付。从 20 世纪 60 年代中期设立初期到 20 世纪 80 年代初,Medicare 对住院 的付费都是完全基于按服务付费制度:每一项被提供的服务 都有明码标价,Medicare 对被收取的这些价格照单全付。因 此,患者多住院多做检查就意味着医院收入增加。甚至连阿 司匹林也要收费,而且价格不菲,每片药要收好几美元;利润 被用于弥补综合性医院开支(overhead)。

研究该体系的专家们都提到患者住院天数长,实在是 太长了。他们敦促 Medicare 转向一种捆绑式支付制度。 1983 年,经美国国会颁布法令,Medicare 开始施行所谓预 付体系(Prospective Payment System),对每次入院向医院 给予一次性报销。报销额涵盖医院提供的所有检查、设备、 用品以及护理天数,但不包括医生的费用。所支付的金额 因患者诊断与手术类型而异(譬如,给心脏病发作患者做心 脏搭桥手术的补贴水平要比提供医学治疗高),但与患者在 医院的住院天数或住院期间做了什么影像检查无关。[9]

这种支付变革对医院的医疗有何影响呢?图 6.1 给出 了答案。在新支付制度实施三年内,Medicare 受益人的住 院天数下降了四分之一以上。[10]回想一下,多住院的报销额 从高位一下降到了零。因此,医院通过减少住院量节约了 一大笔开支。变化如此迅猛,以至于政策制定者都被震惊 了。谁会想到有如此惊人的浪费呢?

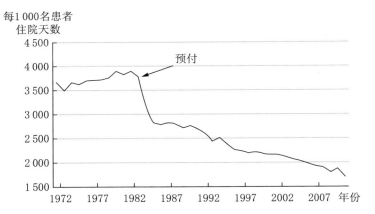

注:住院天数累计下降了56%。

资料来源:数据来自 CMS, *2011 Medicare and Medicaid Statistical Supplement* (Washington, DC: GPO, 2011), table 5.1, www.cms.gov/Research-Statistics-Dataand-Systems/Statistics-Trends-and-Reports/Medicare-Medicaid StatSupp/2011.html。

图 6.1 Medicare 短期住院的总天数趋势(1972—2011 年)

医疗保健的常态往往就是如此,私人保险商紧跟"领头羊"Medicare 的脚步,捆绑式医院支付迅速成了最常用的医院报销形式。这反过来又使医院使用量显著下降。[11] 1980—2009 年,美国人口不断膨胀且呈现老龄化态势,但住院天数仍然下降了三分之一。结果造成很多医院关门。从全美范围而言,2010 年的医院数量比 1980 年减少了 17%。许多幸存者合并成更大的集团。

一个明显的问题是患者健康是否因为住院天数缩短而遭殃。"出院更快,病得更厉害"(quicker and sicker)是人们当时的担忧。美国联邦官员资助了一系列的研究考察捆绑式支付制度对患者健康的影响。研究者分析了支付变革前后的详细患者记录,度量人们发生了什么以及他们的健康受到怎样的影响。最后得出的结论是,只有极少数患者的健康结果恶化了。[12]患者从医院出院的确更快了,但总体而言健康并未因此受损。从本质上讲,医院使用量的减少完全是一件好事。

这是不是说医生和医院过去一直在利用旧的支付制度敲诈纳税人和患病的老年人?我怀疑答案是否定的。未必是医生和医院主管们发现了牟利的机会并加以利用,而是因为他们对何谓正确医疗的判断带有主观色彩,误以为多住院有利于增加对病情的监控因而肯定是有价值的,故此从未有过质疑,直到钱的流动促使他们反思。当他们认真审视整个医疗过程,才赫然发现有许多可以消灭的浪费。

下面考虑第二个实例,这是有关肿瘤学的。很多化疗药物被配送到肿瘤专家的办公室。此类药物通常是由肿瘤专家先购买药品,Medicare 负责提供相应报销,并附加一笔管理费。21 世纪初,Medicare 支付给肿瘤专家的药品费用高于肿瘤专家购买药品的价格,原因是药品团购有打折。Medicare 对医生的报销基于药品的批发价格,但肿瘤专家对许多药品的购买价格是在批发价格基础上打折的。这意味着 Medicare 多付费了。美国国会的反应是降低对定价过高的药品的报销。由于有些药品定价过高,其他没有,肿瘤专家的某些治疗的报销额下降，其他则没有下降。

最近的一项研究审视了这些报销政策变更对肺癌患者的治疗的影响。[13]肺癌是一个自然的案例研究对象，因为存在两大类化疗方案，其中一种价格下降，另一种价格保持不变。研究者发现，肿瘤专家减少了补贴价格下降的药品的使用，但增加了价格保持不变的药品的使用。

即便如此，肿瘤专家的收入仍会因为报销下降而受损。但是，这里存在一个意想不到的解决办法。为抵消采购补贴价格下降带来的收入下降，肿瘤专家更多地通过化疗来治疗患者。即使价格更低，化疗的报销额仍高于成本。因此，维持收入不变必然要求使用更多药物。

此类发现已经不是第一次了。20世纪80年代，对心脏外科医生的报销率下降了，外科医生的反应是多动手术，因为即便是价格下降以后，手术的利润边际仍然很高。[14]意识到这种行为之后，负责评估Medicare支付变革的财务影响的官员们假定任何价格下降减少的支出都会低于预想的金额，其余的部分会因为医生的服务量增加而损失。[15]

保险商与提供者之间这种"猫和老鼠"的游戏带来了诸多负面影响。支付的越少，得到的就越少。但是，如果你支付的太少，医生就会通过提供更多医疗来抵消收入的下降。这一切都在意料之中，却令人火冒三丈。支付系统究竟要发挥什么作用呢？

让我们先简化问题。我们首先区分对一群提供者（Mayo Clinic）和一名提供者（诊所内的特定医生）的支付。本章只考虑对一群提供者的支付，下一章再讨论对单个提供者的支付。

一个提供者群体提供的医疗应该如何付费呢？现行体系显然并不完美，但值得强调的是，眼下也没有完美的体系。由于不清楚究竟该提供哪些医疗，不该提供哪些医疗，任何保险商都难以完美地确定报销目标。比如，植入支架的理想报销额取决于患者适合放支架（此时报销应该等于服务成本），或者不适合放支架（此时不应该提供报销）。由于医疗的妥当性与成本判断上存在诸多不确定性，保险商无从设计出完美的报销体系。

因此，我们只能退而求其次，思考不那么完美的情形。经济学家称之为"次优"（second-best）情形，即当最佳的安排无法实现时我们可以做什么。次优报销涉及许多因素，但最重要的是医生的动因，即相对于多赚钱的欲望，医生究竟有多无私？[16] 假如提供者跟戈登·杰科（Gordon Gecko）一样，只要有钱赚什么都可以干，完全不顾当时情境下的伦理道德。此时就必须对每一项有价值的服务给予支付，最好是把价格定高一点。将整个医疗期（episode of care）捆绑起来付费是个可怕的想法，因为所提供的每项服务都只会增加成本不增加收入，因而必然出现提供不

足。反之,若所有医生都像《实习医生格蕾》中的梅莉迪
丝·格蕾(Meredith Grey)医生那样,完全根据患者需要来
进行诊断和治疗。对这样的医生,捆绑付费就更合理了。
通过剔除扭曲医疗的各种财务激励,医生们的行为必然是
妥当的。

我们已经看到,医生们对自己管理的治疗总体上是相
当负责的。当他们改变治疗方案时,往往游走于灰色地带,
也就是不清楚真正需要哪种治疗。在医院多住一天未必真
的有价值;当资金更稀缺时,肺癌患者得到的治疗反而更多
了。迄今为止,文献中尚无改变费用导致患者健康大大恶
化的说法。这表明我们无需担心医疗被严重克扣的问题。
因此,关键是设计出一种鼓励协同与妥当的医疗决策而不
是靠过度医疗赚钱的支付制度。

按照前文的分类,结论同样是明确的:保险商应该将为
一名普通患者提供的所有服务捆绑起来打包付费。当钱随
着患者(而不是特定的治疗集合)流动时,医生也会以患者
为单位来思考问题,并据此作出决策。

为弄清捆绑如何运作,我们换个角度来审视第 2 章中
提出的一个健康概念框架。图 6.2 列出了人们接受的医疗
的类型。我们可以根据不同健康阶段将其分为三类:健康
良好、患有慢性病以及遇到急性病发作。与每种健康状态

对应的是可被使用的服务项目的集合：初级保健、专科医疗、医药、医院，等等。

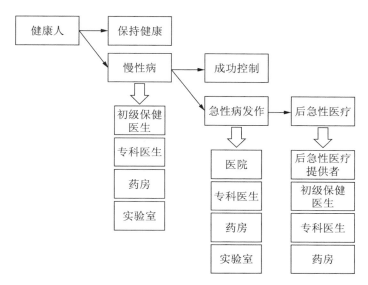

注：健康的人们使用很少的医疗服务；慢性病伴随着更多的服务使用；急性病发作伴随着多得多的服务。总体而言，在前两类医疗服务上所花的钱太少。

图 6.2 医疗保健的组织与融资

按服务付费体系（FFS）对每项服务单独给予报销。捆绑支付制度则是将其中某些项目归类到一起统一付费。在实践中，捆绑支付有多种方式。对多数专科医生来说，最便利的方式是对一个医疗期付费。再次考虑那位因为心脏病发作到急诊部治疗的患者。他既需要急性医疗（服药、手术、监护等）又需要后急性医疗（心脏复苏、额外服药以及进一步检查）。一种捆绑支付制度会将某个时期内（比如，心脏

病发作后 180 天内)发生的所有医疗服务打包成为一笔付费
(见图 6.3)。接受这笔付费的提供者团体随后再合理地将
这笔钱分给参与的诸多个体——医院、专科医生、后急性医
疗的提供者、外科医生，等等。通常，他们会根据预先明确
签订的协议来分割，而不是按个案处理。比如，一家医院可
能与一个或多个心脏康复计划有合作关系，从而确保充分
的随访护理和及时沟通。医院可以就每个病例向提供患者
所需的这些服务的康复项目支付一笔费用。

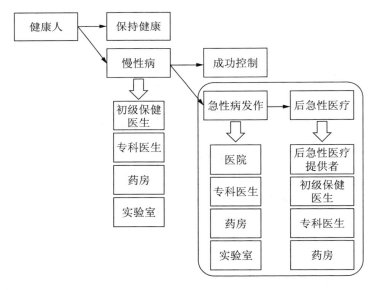

注：一套捆绑发病期付费的系统将急性与后急性医疗情形下提供的所
有服务打包。

图 6.3　对发病期的捆绑式付费

这样的支付制度有许多好处。主要的好处之一是多数

医生对它非常熟悉。专科医生理解人们在一个发病期内需要医疗,并乐于在整个就医体验中跟着患者走。如果心脏病专家被问到自己是否可以概念化一名心脏病发作患者的急性与后急性医疗的管理,他们随时可以给出肯定回答。治疗肌肉骨骼问题的整形医生和治疗癌症的肿瘤医生也是如此。此外,相当比例的支出发生在急性与后急性环境下,因此捆绑这一层次的医疗提供了重要的资金节约机会。

然而,该体系面临一个难题,就是要确定该将哪些服务纳入一个发病期内,而哪些不纳入。一名心脏病发作的患者回来找自己的医生做常规检查,这是否跟心脏病相关呢?我们不能将所有服务都归因于同一个发病期。该体系的第二个缺陷是它一开始就没有提供预防急性病发作的激励。若只将急性医疗捆绑进去,提供者预防心脏病发作得不到任何支付。

后一种担忧导致了第二类支付制度的出现,这种支付制度会奖励成功预防急性病的初级保健医生。图 6.4 刻画了这种体系。帮助健康的患者维持健康,或者协助慢性病患者管理健康,都会得到奖励;在预防疾病发展方面做得不那么理想的医生团体则会赚得更少。结果指标是这里的关键。可以设计出许多这样的指标,比如,心脏病实际发作(相对于过去发作),或者避免非急性病的急诊医疗,等等。由于基于初级保健管理的支付制度与捆绑式发病期支付在不同的边际上（一个主要是初级保健，一个主要是专科医疗）运作，它们往往被同时采用。

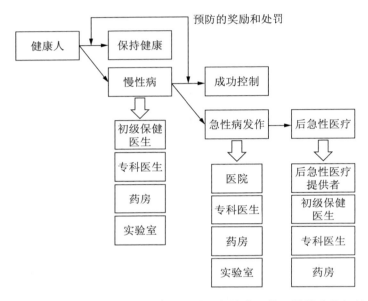

注：一套初级保健管理系统会对保持患者健康和管理慢性病的初级保健提供者给予奖励。

图6.4　初级保健管理

为促进初级保健与专科医疗之间的整合，我们还可以走得更远。支付制度可以向一年内为患者提供医疗的所有提供者支付一笔固定金额，然后让参与这一支付安排的提供者商量如何共同管理每名患者，以及如何分这笔钱。图6.5刻画了此类支付制度的一个实例。一个组织同意提供患者在一年内的所有医疗。提供者越是能有效地预防高支出的发病事件，财务绩效就越好。这就是Kaiser的运作模式,它正日渐成为许多大型提供者集团采纳的模式。

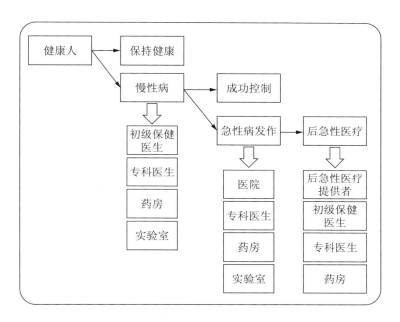

注:一套基于患者的捆绑付费系统将患者在一年当中使用的全部服务打包。此类系统的提供者必须同时管理好初级保健与急性保健服务。

图6.5 基于患者的付费

捆绑发病期付费、初级保健管理付费以及基于患者的付费常常被统称为替代支付制度(alternative payment systems)。很多保险商和医疗保健组织正在试验诸如此类的支付制度,将其用于鼓励成本效率的医疗。

在实践中,这些支付制度往往有一个瑕疵:为了强化成本节约与质量同等重要的思想,多数替代支付模式的报销都依赖于质量指标。一种支付制度可能会规定患者每年的支出指标（比如，5 000 美元）和一套质量指标，比如，糖尿病患者是否得到了推荐的筛查或有明确诊断的较低重新入院率。如果提供者组织实现了低于这一支付目标的成本，就有资格分享部分收益。比如，如果提供者的实际支出为4 000 美元，就有资格获得最高为 1 000 美元的奖金。最终实际获得的奖金取决于它们在质量指标上的绩效表现。如果达到了所有指标，就可以获得 600 美元的奖金。如果质量处于平均水平，可以获得半数的奖金。如果质量较差，就无法获得任何奖金，甚至会亏钱。因此，提供者只有同时保持低成本和高质量才能赚到钱。

当然，上述每种支付模式都存在许多问题和隐忧。下面将详细阐述每种模式如何运作，以及可能产生什么问题。

我们从基于发病期付费（episode-based payment）开始分析。一名患者心脏病发作，需要接受一段时间的治疗，管理病况并恢复心脏功能。由于多数专科医生都接受过在一个发病期内如何提供医疗的培训，他们可以胜任整个发病期的患者管理。因此，一个心脏病专家团队——与他们执业的医院一道——处在管理患者发病期的有利地位。从融资角度来讲，医院和医生团队一起将从保险商那里获得一笔付费，同意自己提供某些医疗，并与其他提供者签约，由它们提供医疗的空缺部分。所有与发病期有关的医疗都算到这个发病期中,哪怕发生了重大负面事件,患者需要额外医疗也是如此。

第一个明显的问题是如何确定这个发病期的付费额。对这个问题有多种解决办法。有些专家主张从一个发病期内应该提供的医疗开始,并基于那个金额付费。比如,可以确定心脏病发作治疗以及随访治疗所必须的检查、手术干预和药物,然后对它们定价确定恰当的报销额。Prometheus支付制度对许多疾病就采用了这种方法,它根据证据确定的病例价格正在许多地区试用。[17]

但是,这种模式让许多人感到不安。谁来决定应该向每名患者提供哪些医疗? 我们可以想象这个问题会引发无休止的争论。我担心这样下去建立的将是一套内在引发动态对抗的体系。

第二种方法可以避开这种对抗关系,它以目前的支付额作为捆绑支付的基础。比如,一个心脏病发作的发病期的平均成本现在大约是 25 000 美元。保险商首先会将这个金额转换成一笔捆绑付费额(或许会根据可能的效率回报扣除一定金额),并将总金额拨付给相关的提供者团体。无论降低初始的支付额,还是限制未来支付额的动态上升,都可以省下钱来。

本人与同事考希克·高希(Kaushik Ghosh)分析了这种支付制度发挥作用的方式。我们的计算表明,这类体系相当容易处理,而且可以节约大量资金。⑱我们查看了 2007 年 Medicare 受益人的医疗理赔,将一次住院定义为一个发病期。举例来说,考虑一次心脏病发作住院的情况。当一名心脏病发作的患者入院时,一个发病期就启动了。我们会计算初始的入院理赔,并加入患者在接下来半年内接受的心血管疾病治疗的所有理赔。比如,如果患者属于反复性心脏病发作,支出都将列入初始的心脏病发病期内。但是,如果患者后来因为另一种疾病住院,比如结直肠癌手术,一个新的发病期就启动了。人们可能——很多人确实——会同时处于多个发病期。但是,一名心脏病专家绝不会对癌症医疗的成本负责,反过来,肿瘤专家也不会对心脏病医疗的成本负责。

我们提出的这套体系涵盖了许多 Medicare 支出。大约有半数的 Medicare 支出可归入我们设立的发病期;其余的包括诸如乳房 X 光筛查和常规医生门诊之类的服务(先前没有住院)。此外,支出高度集中在少数发病期。前 17 个发病期占到了发病期总支出的一半,前 43 个发病期占到了四分之三。这意味着即便是小范围尝试捆绑式的发病期付费也可以带来显著的成本节约。

图 6.6 列出了与大部分 Medicare 支出相关的发病期。骨关节炎是最大的成本项目;这里的主要支出是非必需的髋关节和膝关节置换,二者的数量正在快速增长。各种心

血管疾病也排名靠前，包括冠状动脉粥样硬化及其他心脏病、充血性心力衰竭、心脏病发作和心瓣膜紊乱。没有任何一种癌症占到支出的显著比例（从而进入支出第一集团），但癌症作为一个整体是一类高成本疾病。总体而言，围绕肌肉骨骼、心脏以及（程度略低一点的）肿瘤服务的发病期是价格最高的。

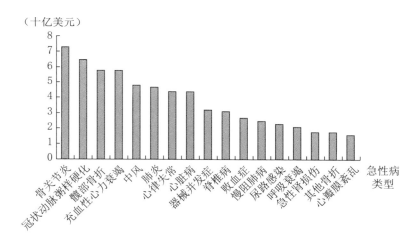

注：17种急性病发病期占到基于发病期的支出的一半。

资料来源：David M. Cutler and Kaushik Ghosh, "The Potential for Cost Savings through Bundled Episode Payments," *New England Journal of Medicine* 366（2012）：1075—1077, www. nejm. org/doi/pdf/10. 1056/NEJMp1113361.

图 6.6　Medicare 支出最高的发病期（2007 年）

接下来，我们评估每个领域的成本节约潜力。为判断这一点，我们审视了美国不同地区在支出上的差异。首先，我们将美国划分为 306 个地区，每个地区内部的医疗通常相当接近。[19]对每个地区，我们计算出每个发病期的平均支出。若不同地区的平均支出存在差异，则表明有显著的节约机会。事实上，这正是我们发现的结果。以骨关节炎为例，旧金山的支出（排在支出分布的第 75 个百分位内）要比密西西比州的杰克逊市（排在支出分布的第 25 个百分位内）高出 15％。这可是同一种疾病在大量患者中间的支出，因此不太可能反映了疾病严重程度的差异。事实上，就骨关节炎而言，我们可以对这种差异包含的内容提供更多详情。在高支出区域，每种发病期的平均住院次数为 1.3 次；在低支出区域，该数字更接近 1.1 次。在高支出区域，每个病例康复花费为 9 000 美元；在低支出区域，康复支出要低 30％。[20]

为估算潜在的节约金额，我们计算了所有地区的支出若降到第 25 个百分位内可以减少多少成本。由此带来的节约金额相当可观。仅对这 17 种病情，若将成本降低到这一金额，那 Medicare 每年可以节约 100 亿美元。此外还有受益人成本分担下降的额外节约以及 B 部分的保费降低。综合我们识别的所有发病期，更有效率的医疗带来的节约将达到 Medicare 总成本的 7％。

我们的数据清楚地显示了改善管理的节约潜力。但是，是否有提供者通过这种方式管理医疗从而实现节约的证据呢？答案是肯定的。[21]Medicare 已经推出了多个捆绑发病期付费示范项目,每个都取得了成功。Medicare 于 20 世纪 90 年代初启动了第一个示范项目,重点聚焦于心脏搭桥手术。七个组织被选定接受心脏搭桥手术的捆绑付费,涵盖了在医院和医生办公室发生的术前医疗、手术以及术后医疗(未将后急性医疗纳入打包,从而减少了可能的节约)。参与此项示范的地点较为分散。在所有地点,四类医生都(胸腔外科医生、心脏专家、麻醉医生和放射科医生)参与其中,他们与医院和所有其他给患者看病的医生共享一笔支付额。

根据一项独立评估,所有七个试点都实现了节约。[22] 节约金额从 6%—23% 不等,平均为 10%,而且并未产生任何负面后果。示范区域的健康结果与这些地区以前的结果并无二致。对示范项目主管的访谈突出了实现节约的途径,包括鼓励外科医生更多参与到术后医疗、医疗用品和治疗方案的标准化(想想 Geisinger 模式)、用更便宜的药取代更昂贵的药以及让护士参与医疗管理。所有这些措施都不可或缺,但没有捆绑付费就不会发生。

心脏搭桥示范项目的成功促使 Medicare 进一步试点捆绑式医疗安排。白内障手术捆绑付费的示范项目启动了但从未得到过恰当的评估,还有计划的心脏病与整形医疗示范项目从未被顺利启动过。大约在 2009 年,Medicare 重新回归捆绑付费实验,发起了急性病发病期(Acute Care

Episode）示范项目。该项目对主要位于美国南部和西南部的五个健康系统推出了面向多项心脏和骨关节炎手术的捆绑付费。所选定的手术相对常见：包括搭桥手术、关节置换以及类似手术。再次重申，被捆绑的仅仅是住院事件的医疗，不包括后急性病医疗。

这个示范项目目前还在进行中，但迄今为止的结果鼓舞人心。实现的节约相当可观（Medicare 主管预期为 1%—6%）；㉓尽管一开始有过怀疑，但提供者对组织变革的结果最终是满意的。比如，在地处得克萨斯州圣安东尼奥的浸信会健康系统（Baptist Health System，后文简称 Baptist）医院已从该项目中净赚到 800 万美元，外科医生们也将 100 万美元收入囊中。

为实现这些节约，提供者必须重新组织商业运作方式。比如，Baptist 提出了一套面向外科医生的新薪酬体系，围绕关键用品设定了质量和标准化目标。并非所有医生都喜欢如此；有四名医生在项目启动之前离开了 Baptist。但是，其他医生仍然实现了节约，Baptist 的外科医生对计划目前的方式感到满意。按照 Baptist 首席发展官（CDO）的说法，"并非大获全胜，但算得上结结实实的胜利"。㉔

根据这些示范项目以及对医疗实践变革的数不清的研究，学者们对转向捆绑发病期付费能节约资金这一点几乎没有疑问。Medicare 计划已经表明了它对探索这一方向的兴趣。作为 ACA 的一部分，美国国会授权 Medicare 实施更广泛的捆绑付费示范项目，包括一些聚焦于后急性医疗与急性医疗的项目。Medicare 官员正在沿着这条路前行。[25]示范项目第一期就有超过 500 个组织自愿参与，这是巨大的进步。

说实话，其实已经无需再做示范项目。我们已经清楚这样的体系如何运作以及怎样才能落到实处。现在需要的不是另一次示范项目，而是迅速从既有的按服务付费模式过渡到按发病期捆绑付费。既然心脏病和整形医疗在高额医疗支出中占有重要地位，而且对这些疾病实行捆绑付费的示范取得了成功，从它们入手推行捆绑付费显然是合适的。在恰当的立法支撑下，Medicare 可以从这些领域开始迅速转换到全国性捆绑付费体系，然后将捆绑付费延伸到其他疾病，包括大部分急性医疗。私人保险商甚至在无法可依的条件下就做到了这一点，其中很多已经在朝这个方向迈进。

专科医生也做整装待发。2011 年，一家名为 Advisory Board Company 的公司的调查发现，虽然只有 16％的医院主管表示自己的捆绑付费已经就位，但 75％的付费预计会在 2013 年到位（主要来自 Medicare）。[26]这个期望没有理由不实现。

按发病期付费的一种替代方案是按患者人头支付一笔

固定的总金额，覆盖患者在一年内所需的全部医疗。这就避开了应该把哪些医疗纳入同一个发病期的判断问题。当钱跟着患者走时，一切都包含在这笔报销额当中。

基于患者建立付费体系的思想在医疗保健领域由来已久。我们看到的许多优秀组织（比如 Kaiser）都采纳了这种体系，而且已经搞了几十年。20 世纪 90 年代，这类付费被称为"按人头付费"（capitated payment），尽管这个术语现在已经不再时髦了（跟后街男孩和辣妹一样）。如今，人们更多关注接受此类付费的组织的性质，而不是它所接受的具体付费。一个同意对患者某段时期内的医疗实行总额付费（global payment）的组织被称为"负责任的医疗组织"（Accountable Care Organizations，简称 ACO）；这种组织还有其他名称，比如俄勒冈州的一项健康法案称之为"协同医疗组织"（Coordinated Care Organization，简称 CCO）。它们还被称为"一体化医疗组织"（Integrated Care Organization，简称 ICO）。事实上，任何三个字母的缩略词都是一个意思。

ACO 看起来与现有医疗保健体系大不相同。在这里，初级保健医生和专科医生必须齐心协力，而且必须在不同医疗环境间平滑流动。因此，这类组织的建立比较复杂。

ACA 前所未有地授权给了 ACO。它命令 Medicare 的主管们 2012 年 1 月启动类似的组织（比法案通过晚两年）。

Medicare 对这些组织设计了两种模式。第一种模式面向 Kaiser 这样准备采纳按患者人头付费制并承担所有支出风险的组织。这些组织被称为先锋型 ACO。第二种模式面向愿意承担部分而非全部风险的组织。这就是所谓共享节余模式（shared saving model）。此类组织分享成本降低带来的部分（而非全部）结余。

Medicare 过去曾做过许多相关的示范项目，尽管规模都没有现在那么大。迄今为止的经验尚未得出统一结论。显然既有高绩效组织也有低绩效组织，绩效更优的组织通常像 ACO 那样构造。其中许多组织已在前文介绍过。尚不那么清楚的是，相对低绩效的组织能否借助支付模式变革将自己转型为更高绩效的组织。

Medicare 所做的许多示范项目表明，这种变革困难不小。2005—2010 年，Medicare 启动了一个医生团体诊所示范项目，组建 10 名医生的团队探索共享结余模式。这些团队仍然按服务付费。但是，如果总支出降低至少 2％且临床质量达标，还可以获得绩效津贴。津贴最高可以达到结余额的 80％。与以往一样，这些团队分散在美国各地，但主要是在北部各州。

好消息是质量目标表现出色。平均而言，这些医疗团队实现了 Medicare 设定的 98％的质量指标。这反映了组织内部的辛勤努力。坏消息是成本并无显著变化。许多团队实现了 2% 的结余目标,但多数都没有实现结余,达标的团队也没有超出这一目标太多。因此,给 Medicare 带来的净节约额较小。

对总额付费制更乐观的评估来自马萨诸塞州最近的一项实验。自 2009 年起,马萨诸塞州的蓝十字蓝盾(Blue Cross Blue Shield)将许多提供者团体的支付方法转到一种被称为替代质量合同(Alternative Quality Contract,简称 AQC)的总额付费模式。在 AQC 中,愿意参与的提供者团队每年面对一个根据它们的基年支出额和通常的成本增长率外推出来的人均支出目标。以这个金额为基准,参与的提供者团体若实现成本结余就可以分到好处,成本超支就会遭遇损失。此外,高质量也可以赚到一笔奖金。

七个医生组织——占蓝十字蓝盾患者人数的四分之一多——在第一年加入了这个项目。由于蓝十字蓝盾是马萨诸塞州最大的私人保险商,这个项目对该州的医疗体系可谓举足轻重。

AQC 实施前两年的结果已经公布。[27]迄今为止,该计划相当成功。第一年成本下降了将近 2%,第二年成本降低更多。11 个参与团体中有 10 个在第二年就拿到了成本奖金。一些结余反映了更低的高成本服务使用,比如影像;还有一些是因初级保健医生将患者转诊到相对不那么昂贵的专科医生和住院机构省下了钱。转换医院带来了显著的结余。

定价高的医疗机构显然因为患者流失备受打击。作为响应，马萨诸塞州一些高定价的健康体系主动请求保险商降低给自己的补偿额，从而让自己有能力争夺转诊患者[28]（医疗保健市场曾几何时出现过这种主动要求少付钱的新鲜事），由此也加入 AQC 的行列。

AQC 产生的节约并非以牺牲质量为代价。参与组织的质量事实上提升了。所有 11 家组织都拿到了第二年的质量奖金。因此，这是个完全成功的计划，它正在加速扩张。

为什么 AQC 实现了庞大的结余而 Medicare 的示范计划却不行？我们还不完全清楚其中的原因。部分的差别或许源于私人保险商对不同提供者支付的差价更大。因此，私人保险计划可以转向成本更低的提供者。Medicare 示范项目却不能对参与的医生这么做。此外，采用 AQC 的提供者团体一开始的一体化程度更低。对这些组织而言，在基本医疗管理与协同方面可摘取的低垂的果实要多得多。相比之下，Medicare 示范项目的大部分参与者已经在医疗管理上投资了。最后，AQC 发生在人们严肃讨论是否有必要节约医疗成本的氛围下，加入其中的提供者群体都密切聚焦于成本节约。Medicare 的示范项目则更多地被视为一种质量提升措施而非成本降低措施。无论背后的原因是什么，AQC 的实施结果都表明，组织的绩效是可能提升的，而总额支付模式有助于促进这种提升。

如前文提到的,根据 ACA,所有医疗保健组织都有机会成为 ACO。有些分析家预期,这将会吸引一大批有备而来的参与者,但随后一切又会恢复原样。事实正好相反。超过 250 个组织已经转型为 ACO,现已覆盖了 400 多万 Medicare 受益人。[29]各州的 Medicaid 主管和私人保险商模仿 AQC 发起的变革将会大大地推动市场发展。因此,在接下来的几年,将会有相当比例的医疗保健市场采用这样的支付模式。

多数支付改革实验都是在建立初级保健的绩效付费(P4P)体系。在这种体系中,如果初级保健诊所能够维持患者健康,并更好地管理他们的慢性病,就可以获得更多付费。

初级保健管理计划各不相同,但典型的计划首先要做的都是参考临床文献,确定良好预防和慢性病医疗的指标。典型的实例包括:确保糖尿病患者获得常规眼部和胆固醇筛查,妇女定期接受乳房 X 光检查,按医嘱定期做肠镜检查。然后,初级保健医生将面对一个奖励计划:如果他们在这些医疗管理指标上得了高分,就会获得一笔绩效奖励,通常按收入的一定比例结算。保险商利用医生团体递交的理赔信息监控目标的进度,年末做统一会计核算并发放费用。保险商发现这类计划实施起来简单易行,因为好绩效的指标一目了然(常常基于专业学会制定的指南),提供者系统的绩效也相对容易监控(因为是否做过某项化验很容易判断)。

最近的一项研究回顾了 128 项聚焦于这些 P4P 举措的实验。[30]结果清楚地显示,这些计划中的临床质量提升了。癌症筛查率上升了(比如,乳房筛查与肠镜检查),药物的依从性也提高了。提升效果通常是显著的,但幅度并不大。有趣的是,聚焦于某些医疗元素并未妨碍对其他领域的关注。比如,对糖尿病患者保健的付费提高没有减少非糖尿病患者获得的医疗数量。相反,即便并未被绩效支付设为目标的领域也有质量改善。

不那么幸运的是,这些干预几乎没有省下钱来。提供更好的糖尿病保健减少了糖尿病引发的心脏病发作,但任何年份中都有许多人接受治疗,预防心脏病发作的数量很少。因此,这套体系花费的成本总体上还提高了,至少在该计划的评估期内如此。

未节省成本并不意味着干预效果不好——按低成本改善健康总是好事——但这表明对初级保健实施任何基于绩效的付费制带来的成本节约可能有限。多数专家认为,初级保健的激励计划必须与面向专科医生的基于发病期的医疗结合起来,或者像 AQC 那样打包进一名患者的总额支付当中。

无论采用哪种方式,医疗保健的支付制度在未来数年内都可能发生重要变革。长期以来形成的按服务付费报销模式已经走到了尽头,经过验证的替代模式已经随时可取而代之。本人大胆推测,未来 5 年内支付模式将会发生重大变革,按服务付费体系将会在 10 年内基本消亡。基于前文的证据,本人乐观地认为,这场改革将促进更高质量、更低成本的医疗保健体系的建立。

前景一片光明,但小心方能驶得万年船。潜在的绊脚石很多,其中有两块格外突出。首先,必须同步实现整个体系的变革。如果每个保险商在决定采纳新支付制度时都不考虑其他保险商在干什么,结果可能搞得一团糟:有些保险商按服务向医生付费,另一些按发病期付费,还有的按患者人头付费。每种支付制度本身都不错,但拼到一起就乱套了。这就像是一支小提琴演奏莫扎特、大提琴演奏贝多芬、乐队指挥提示演奏巴赫的交响乐团。最后的音响效果将是可怕的刺耳嘈杂声。

多数市场参与者都期待 Medicare 引领支付改革,一如它在很多其他支付创新中所做的那样(回顾本章讨论过的预付体系)。随着 ACA 违宪的争论结束以及奥巴马总统继续留任,Medicare 进一步转型当然是可能的。但是,危险的是 Medicare 的政策可能会受到立法争议的阻碍。对 Medicare 业已发起的示范项目,我们必须乘胜追击。但是,对 ACA 心怀敌意的共和党人可能不会允许这些变革获得立法支持,从而困住 Medicare 的手脚。若 Medicare 政策陷入僵局,甚至走回头路,整个支付改革运动将会遭遇重挫。

除了联邦行动,我们还可以看到其他层次的行动。马萨诸塞州的经验在这些方面都令人欢欣鼓舞。私人保险公司启动 AQC 这一事实则表明，此类创新并非不可能。事实上，其他州的大保险商已经承诺发起类似的创新型支付改革。

另一个选项是由州政府充当领头羊。考虑到各州庞大的 Medicaid 和州政府雇员的医疗保健支付额，州政府在本地医疗保健体系的结构上是有发言权的。最近许多地区的立法表明州政府采取行动是可行的。在阿肯色州，2011 年通过的立法要求本州的 Medicaid 和私人保险商对五种疾病实行捆绑付费体系：围产期医疗、总体关节置换、充血性心力衰竭均在其中。医生会因为提升质量获得奖励，也会因为使用的服务多于同行而受罚。阿肯色州州政府计划在接下来几年扩大到更多疾病，并发起一个综合性的以患者为中心的医疗之家（patient-centered medical home）计划。[31]

在俄勒冈州，Medicaid 在 2012 年实施的变革激发了协同医疗组织（CCO）的设立，这是一种共同维护受益人的生理和心理健康状况的提供者集团。作为对州政府前期投资的报答，CCO 同意接受总额付费制，其成本增长要慢于先前的支付制度。[32]通过这种方式，成本可以逐渐被降下来。该计划 2012 年夏季才启动，但到当年秋季已经有 15 个 CCO 通过认证。

最大的变革或许发生在本人所在的马萨诸塞州。2012 年夏天通过的立法强烈鼓励过渡到替代支付模式。[33]公共部门（Medicaid 与州政府雇员）的计划必须过渡，私人保险则是鼓励过渡。给定这项新立法以及方兴未艾的 AQC，未来几年内按服务付费体系在该州将目渐式微。

这些州走得最远，但还有很多别的州正在考虑或实施探索医疗保健支付制度的立法。支付改革将成为州政府政策的考虑对象。

第二种担忧涉及提供者在总额付费体系下的运营能力。如何协同那么多不同的提供者是一件复杂的事情。必须有一些组织负责管理付费，整合 IT 系统，保证不同医生相互合作并管理患者满意度。谁适合完成所有这些任务呢？按照定义，既有的提供者都没有大到足以扮演这一角色：初级保健医生只能控制患者接受的医疗的小部分，专科医生只接待被转诊过来的患者。

一种常见的思路是让医院来运作大型医疗组织。许多医院与医生有长期合作关系，并经常参股医生的诊所。此外，医院有协商捆绑式付费的财务敏锐性。毫不奇怪，医院正在迅速扩张并与其他医院、社区医生以及后急性病医疗提供者建立关系。

然而，一个由医院来运作的组织面临的难题是，医院在总额付费模式中并没有特别大的价值。在基于患者的支付环境下，最没有效率的患者治疗方式就是将他送去住院。医生的诊所甚至家里都远比这里受欢迎。想象一下，如果一家高成本的医院拥有医生诊所，而诊所内的医生意识到自己完全绕开医院可以在总额付费合同上赚更多钱,会发生什么利益冲突。这种讨论肯定会不欢而散。为解决这个问题,医院正在将自己想象为一个健康体系(health system)而不是住院机构。如果这些健康体系打算实行捆绑式付费,从医院体系(hospital system)过渡到健康体系必须是动真格的。

更有可能的是,这些大型组织中的许多业务将会由医生集团(groups of physicians)来经营。医院将成为保健体系的一个投入品,但仅仅是投入品;医生将掌握实际权力。事实上,经济学倾向于支持这一结果。在任何市场上,最终居于顶端的都是那些提供了必不可少的投入品——也就是无法被复制或知识基础无可匹敌的技术技能——的主体。这个主体更有可能是医生而非医院。

但是,医生如何成为医疗的组织者目前尚不清楚。医生接受的培训并不是成长为大型公司的管理者,也没有理由相信单个医生甚至一个医生集团可以管理经济中最为复杂的业务之一。因此,必须发明某些类型的管理公司(management company)将医生的才华汇集并组织极为复杂的生产过程。能够做到这一点的集团将提供极有价值的服务,很可能还会赚到很多钱。

本人倒是并不担心一种普遍的顾虑,就是这种模式只不过是健康维持组织(HMO)的回归。HMO(又是三个字母!)在20世纪90年代曾经风行美国。HMO保险商承诺帮购买医疗保健的公司省下大笔钱。它们省钱的办法是管理人们接受的医疗(故曰"管理式医疗"),从而保证有效成本的医疗被提供,无效成本的医疗被剔除。出于对极高的医疗支出水平及其快速增长的担忧,到 20 世纪 90 年代末,几乎所有大公司都将雇员从 20 世纪 90 年代初的开放型报销安排转向了 HMO(图 6.7)。

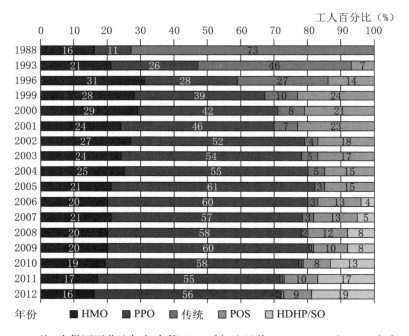

注:为保证百分比加起来等于 100%,这里将 2007、2009 和 2010 年每类保险计划(HMO、PPO 等)的百分比提高了 0.2%。1999、2002 和 2012 年的百分比加总起来略高于 100%。

资料来源:改编自 Kaiser Family Foundation/Health Research and Education Trust, *Employer Health Benefits*, 2012(Washington, DC: Kaiser Family Foundation, 2012), http://kff. org/private-insurance/report/employer-health-benefi ts-2012-annual-survey。

图 6.7　有保障的工人参保人在各类健康保险计划中的分布(1988—2012 年)

　　向管理式医疗的过渡是暴风骤雨式的。但是,它的消亡更为迅猛、更为惊人。在与管理式医疗保险商强加的规则斗智斗勇多年以后,医生和患者终于揭竿而起。对管理式医疗的强烈抵制在 1997 年的电影《尽善尽美》中有经典体现,其中海伦·亨特(Helen Hunt)扮演的角色对管理式医疗发了一通牢骚,引得全美观众都大声喝彩。

　　随着管理式医疗时代渐行渐远,医生与患者开始要求对 HMO 的所作所为加以限制。立法机构提出了《患者权利法》,但从未被通过。在很大程度上,这是因为购买保险的公司收到了这一信息,并强迫他们签订的保险计划更加宽松。到 21 世纪初,HMO 开始走下坡路,患者纷纷转到比它开放得多的保险计划中(被称为"优先提供者组织"或 PPO)。

　　有人认为这是对总额付费运动发出的警讯,我不这么看。总额付费模式与 HMO 模式有根本区别。在一个HMO 中,保险商告诉医生和患者什么可以做、什么不能做。因此,保险商对是否可以转诊、是否授权住院或者是否使用药物等全权负责。很少有医生喜欢被人这样指手画脚。

　　在总额付费模式中,医生则可以自行判断什么是正确的医疗,并与患者合作提供该医疗。因此,医生团队有权对提供什么治疗、使用什么药物以及做什么化验做出决策。当医生基于自己对证据的解读做决策时,他们感觉治疗会自在得多。正如马萨诸塞州的蓝十字和蓝盾的 CEO、AQC 的创造者安德鲁·德雷福斯(Andrew Dreyfus)所说,"如果我们继续在 AQC 模式上取得成功,医生将会说服其他医生相信这是一种解放,让他们得以按当初学医时梦想的方式执业".㉞事实上,在已提炼的成功模式中,都是由医生负责设计恰当的医疗过程,跟踪必要的文献,并保证遵从最佳标准。因此,当医生与患者交谈时,所给出的医学建议来自他们自己。

这些新的支付安排都必须这么做。负责心脏病发作治疗的心脏病管理者必须让医生参与设计医疗方案,保证提供最佳医疗并维持医患关系。这是一项艰巨的任务,它把我们拉回到前文提到的根本关切:对医生个人而言,管理和就职于一个高绩效的医疗保健体系究竟意味着什么? 毕竟,这才是优质医疗传达的真正核心。我们绕不开这个问题。

注释

① 本章的标题模仿了 Joseph Newhouse, *Pricing the Priceless: A Health-care Conundrum*(Cambridge, MA: MIT Press, 2002)。

② Amy Finkelstein and Robin McKnight, "What Did Medicare Do? The Initial Impact of Medicare on Mortality and Out of Pocket Medical Spending," *Journal of Public Economics* 92(2008):1644—1669.

③ Amy Finkelstein, "The Aggregate Effects of Health Insurance: Evidence from the Introduction of Medicare," *Quarterly Journal of Economics*,

122，no.3(2007)：1—37.

④ René J. Dubos，"The Diseases of Civilizations," *Milbank Memorial Fund Quarterly* 47(1969)：327—329.

⑤ David Card，Carlos Dobkin，and Nicole Maestas，"Does Medicare Save Lives?" *Quarterly Journal of Economics* 124，no.2(2009)：597—636；and J. Michael McWilliams et al.，"Health of Previously Uninsured Adults after Acquiring Medicare Coverage," *Journal of the American Medical Association* 298(2007)：2886—2894.

⑥ 本段的数字是针对芝加哥，但其他地方大致上差不多。

⑦ "2011—2012 Physician Salary Survey," Profiles，Sept. 2011，www.profi lesdatabase.com/resources/2011—2012-physician-salary-survey.

⑧ Anupam B. Jena et al.，"Malpractice Risk according to Physician Special-ty," *New England Journal of Medicine* 365，no.7(2011)：629—636.

⑨ 系统略微复杂一点，因为长期住院的人们支付额超常。这里的讨论忽略了这个问题。

⑩ 技术也发挥了作用。当时人们入院最常见的理由是要做白内障手术，现在后者已经成为一种门诊小手术。

⑪ 本段的数据引自 U. S. Department of Health and Human Services，*Health United States*，2012。

⑫ See David Draper et al.，"Studying the Effects of the DRGBased Prospec-tive Payment System on Quality of Care：Design，Sampling，and Field-work," *Journal of the American Medical Association*，264，no.15(1990)：1956—1961.

⑬ Mireille Jacobson et al.，"How Medicare's Payment Cuts for Cancer Chemotherapy Drugs Changed Patterns of Treatment," *Health Affairs* 29，no.7(2010)：1391—1399.

⑭ Winnie C. Yip，"Physician Response to Medicare Fee Reductions：Chan-ges in the Volume of Coronary Artery Bypass Graft(CABG) Surgeries in the Medicare and Private Sectors," *Journal of Health Economics* 17 (1998)：675—699.

⑮ *Factors Underlying the Growth in Medicare's Spending for Physicians' Services*(Washington，DC：Congressional Budget Office，2007).

⑯ This discussion draws on Randall P. Ellis, and Thomas G. McGuire, "Provider Behavior under Prospective Reimbursement: Cost Sharing and Supply," *Journal of Health Economics* 5, no.2(June 1986):129—151, and subsequent literature.

⑰ Francois De Brantes, Meredith B. Rosenthal, and Michael Painter, "Building a Bridge from Fragmentation to Accountability—The Prometheus Payment Model," *New England Journal of Medicine* 361, no.11 (2009):1033—1036.

⑱ David M. Cutler and Kaushik Ghosh, "The Potential for Cost Savings through Bundled Episode Payments," *New England Journal of Medicine* 366(2012):1075—1077.

⑲ *Dartmouth Atlas of Health Care* (Trustees of Dartmouth College, 2012).

⑳ 高成本区域是指在第 75 个百分位数或以上的成本区域。低成本区域是指在第 25 个百分位数或以下的成本区域。

㉑ Lyle Nelson, "Lessons from Medicare's Demonstration Projects on Value-Based Payment" (working paper, Congressional Budget Office, January 2012).

㉒ Jerry Cromwell, Debra A. Dayhoff, and Armen H. Thoumaian, "Cost Savings and Physician Responses to Global Bundled Payments for Medicare Heart Bypass Surgery," *Health Care Financing Review* 19, no.1 (1997):41—57; and Harriet L. Komisar, Judy Feder, and Paul B. Ginsburg, *"Bundling" Payment for Episodes of Hospital Care: Issues and Recommendations for the New Pilot Program in Medicare* (Center for American Progress, 2011).

㉓ Armen H. Thoumaian, Linda M. Magno, and Cynthia K. Mason, "Medicare and Bundled Payments," in Pierre L. Yong, Robert S. Saunders, and Leigh Anne Olsen, eds., *The Healthcare Imperative: Lowering Costs and Improving Outcomes*, Institute of Medicine Roundtable on Evidence-Based Medicine(Washington, DC: National Academies Press, 2010).

㉔ Sarah Kliff, "Health Reform at 2: Why American Health Care Will

Never Be the Same," *Washington Post*, March 23, 2012.

㉕ "Bundled Payments for Care Improvement," Centers for Medicare & Medicaid Services, Sept. 6, 2012, www.innovations.cms.gov/initiatives/bundled-payments/index.html.

㉖ Josh Gray and Sarah Gabriel, "Select Results: 2011 Accountable Payment Survey," Advisory Board Company, 2012, www. advisory. com/Research/Financial-Leadership-Council/White-Papers/2012/Accountable-Payment-Survey.

㉗ Zirui Song et al., "Health Care Spending and Quality in Year 1 of the Alternative Quality Contract," *New England Journal of Medicine* 365 (2011):909—918; and Zirui Song et al., "The 'Alternative Quality Contract,' Based on a Global Budget, Lowered Medical Spending and Improved Quality," *Health Affairs* 31, no.8(2012):1—10.

㉘ Robert Weisman, "Partners Recasts Deal with Tufts, Limiting Pay," *Boston Globe*, Jan. 19, 2012.

㉙ U.S. Department of Health and Human Services, "More Doctors, Hospitals Partner to Coordinate Care for People with Medicare," news release, Jan. 10, 2013.

㉚ Pieter Van Herck et al., "Systematic Review: Effects, Design Choices, and Context of Pay-for-Performance in Health Care," *BMC Health Services Research*(2010):10:247.

㉛ Ezekiel J. Emanuel, "The Arkansas Innovation," *New York Times*, Sept. 5, 2012.

㉜ Kaiser Family Foundation, *Emerging Medicaid Accountable Care Organizations: The Role of Managed Care*(Washington, DC: Kaiser Family Foundation, 2012).

㉝ Blue Cross Blue Shield Foundation, *Summary of Chapter 224 of the Acts of 2012*(Boston, MA: Blue Cross Blue Shield Foundation, 2012).

㉞ "People & Places—Capitation by Any Other Name: An Insurer Adds a New Twist to an Old Idea," *Health Affairs* 30, no.1(2011):62.

7 医患为主

对波士顿市中心的 Beth Israel Deacones 医学中心（简称 BIDMC）的妇产科来说，2000 年 11 月是个不祥的月份。BIDMC 是著名的大型临床实践教学中心，每年接生大约 5 000 名新生儿。那个月，苏珊（化名）入院接受催产。苏珊是一名 38 岁、身体总体健康、首次生育的已婚孕妇。她的血压略微偏高，胎儿妊娠期为 41 周。① 由于血压偏高，医生建议她催产。

苏珊的情况看起来一切正常，但结果却是悲剧性的。当天晚上 10 点服用催产药之后，苏珊被送回家（考虑到她有妊娠高血压，这么做违反了医学指南）。午夜回家之后她的血压更高了。第二天早晨 5 点 30 分，胎儿心率出现异常迹象。本来应该做剖腹产，但没有成功。上午 6 点 10 分，医生尝试用手术钳助产，但结果也失败了。6 点 30 分，苏珊接受了急诊剖腹产手术。不幸的是，孩子最后夭折了。

苏珊的霉运还没结束。她的子宫破裂，而且大出血。随后苏珊的子宫被切除，住院三周，其中大部分是重症护理。苏珊最后保住了性命，但好几年才缓过劲来，而且永远失去了生育能力。苏珊和她的丈夫最后只能领养了一个孩子。

令人悲哀的是，苏珊的情况是美国医疗失误的典型案例。然而，医院对这一失误的反应却是非典型的。BIDMC 并未惩罚相关的个别医生然后我行我素，而是下决心重新评估产科护理的整套方法。在审视苏珊的案例时，BIDMC 意识到这一连串失败的背后绝不仅仅是局部的错误决策，而是系统本身存在错误。医生之间的沟通以及医务人员与家属之间的交流都不顺畅。没有制定治疗方案或方案未被妥善执行。对于催产未能按照预期发展时该何时采取行动也没有统一标准。忙得不可开交的妇产科无力应付繁重的需求。主治医生已经连续待命 21 个小时，处于极度疲惫状态。这些都是造成失败的原因，也是 BIDMC 决心要整改的问题。

改造一个组织的文化与实践需要花大量的时间和精力。为了修正这些错误，BIDMC 求助于美国国防部。美国国防部在构建功能团队方面有丰富经验；许久以前，它就认识到糟糕的团队工作是酿成大部分军事事故的根源。[②] 在国防部的协助下，BIDMC在催产和分娩中引入了一项名为全员资源管理（Crew Resource Management，简称CRM）的计划。

CRM是一种帮助置身于科层机构（比如一个驾驶舱或产房）的雇员在复杂局面中提高安全性的方法。研究飞机失事的专家频频提到，有副机长和随机工程师在坠机前向机长反映重要信息（比如，"机长，我们似乎油量不足"），但因为表达得不够直白且没有效果。等到信息最后被传达，为时已晚。因此，CRM的目标就是沟通、局面监控、相互支持以及领导力。基本思想是整个团队要齐心协力解决一个难题。

为了在BIDMC实施CRM，妇产科全体医务人员首先花了四个小时听课学习基本原理。最后组建了三个团队：核心团队（core team）包括妇产科的初级保健提供者——产科医师、住院医师、麻醉师以及护士。他们每次轮班至少要碰头一次，明确交代每名患者的护理方案。由高级医师与护士组成的协同团队（coordinating team）负责人员配备、工作流、冲突管理以及沟通。此外还有一个应急团队（contingency team）负责应对紧急情况。在每次轮班期间，还有一个由一名医生和一名护士组成的教练团队（coaching team）负责强化团队工作。

BIDMC在2002年成为该项计划的先行者。到2007

年,这项计划显然取得了巨大成功。跟 CRM 实施前相比,负面的妇产事件减少了 23%,极其严重的医疗事故索赔也下降了 62%。③ BIDMC 妇产科团队凭借优异的工作表现捧回一个"患者安全与质量奖",CRM 计划也随之推广到别的医院。

无论从聚焦范围还是从所有相关者在解决根本问题上的决心看,BIDMC 的妇产科的转变都是绝无仅有的。当时的妇产科主任本杰明·萨克斯(Benjamin Sachs)透过这次意外事件洞悉了背后更深层的系统失败。当时的医院 CEO 保罗·利维(Paul Levy)也支持进行重大变革。④ 医疗提供者将改善视为自身的使命。简而言之,整个组织都投身到了质量提升当中。

组织是一群人的集合体。医疗保健的重要问题是:怎样才能将一群人最优地组织起来,以更低的成本产生更好的结果?借用最近一篇社论的说法,组织变革是医疗保健改革的第三个阶段。⑤ 第一阶段是为人们提供医疗保障,第二阶段是改革支付模式鼓励医疗改善。第三阶段是变革组织内部结构,提供更优质、更低成本的医疗。问题是:怎样才能做到这一点?

要回答这一问题,我们得将视线从医疗保健转向其他产业。医疗保健所面临的局面,与其他企业曾面临的问题并无太大区别。因此,大可以直接借鉴其他行业吸取的经验教训。

经济学分析揭示的核心真相是,有些企业有让员工充分发挥才华的流程,有些企业则没有。简而言之,有表现出色的,也有表现糟糕的。好消息是绩效从坏变好并不需要另换一班人马。毕竟,BIDMC在组织干预前后用的是同一批人。这种绩效差异与组织如何定义它的使命、度量它的行为、培训和激励它的员工有关。

绩效监控

- 患者在一个典型医疗事件中的路径是什么? 如何实现这种路径的管理改进?
- 临床流程的标准化程度如何? 利用什么机制防范错误(比如清单、患者条形码)?
- 如何发现和纠正问题? 哪些人参与其中?
- 使用什么质量指标? 频率如何? 哪些人可以查看数据?

目标设定

- 对医院和你的科室设定什么类型的目标? 它们的动力是什么?
- 员工如何参与? 他们相对于其他人表现如何?
- 你多久完成这些目标?
- 临床医师如何参与成本与绩效改进?

激励与人员管理

- 如果你最优秀的护士或临床医师打算离职,医院会做什么?
- 对绩效不达标的员工要容忍多久? 解雇员工难度有多大?
- 有一些员工总是能避免被解雇吗?
- 晋升与奖励系统怎样? 高管人员如何证明自己有兴趣吸引和培养有才华的人?

资料来源：Nicholas Bloom et al.，"Management Practices across Firms and Countries," *Academy of Management* 26，no.1(2012)：12—33. 详情请点击链接：www.worldmanagementsurvey.org.

图 7.1 医疗保健调查问题的一个样本

一项最先由麦肯锡咨询公司发起的调查突出了绩效表现好与表现差的企业之间的差异。麦肯锡的调查覆盖不同产业内的企业,图7.1列出了对医疗保健产业的调查问题:总共有 21 个具体问题,可以宽泛地归到三个维度。第一个维度是绩效监控(performance monitoring),该维度几个问题瞄准的是企业如何监控它的行为,然后将这些信息反馈给相关人员。这包括患者流程、确定和修订方案以及发现和解决问题。在最好的医院中,所有员工都清楚并遵守治疗方案,患者有稳定的预定方案并时刻被告知方案的变更,管理层监控这些方案是否得到遵守。在医疗保健之外,丰田公司是优秀运营管理的著名实例。在丰田工厂内,任何工人都可以叫停生产线以矫正某个失误。这种矫正过程会一直持续到失误得到纠正、基本问题得到解决为止。指出失误是被鼓励的;让失误再次发生则是一桩大罪。

目标设定(target setting)是第二个维度。好企业会设定具有挑战性但务实的目标,且这些目标对整个组织都具有约束力且普遍适用。目标的性质因企业而异。许多制造企业强调最小缺陷。根据 2011 年发布的制造与分销薪酬数据调查,58％以上的企业报告自己使用了六西格玛(Six Sigma)方法,这是一种被设计用于保证每 100 万次运转缺陷低于 3.4 次的方法。[⑥]在服务产业,客户服务则是第一位的,好企业会对此进行度量并给予奖励。

在医疗保健中,绩效通常包括对临床目标的高度重视。得高分的医疗保健组织会设定一个延伸性目标,比如消灭医院内的感染。绩效可以实时监控并反馈给全体员工。绩效得分是部门评估以及对高层领导和个体临床医师进行评议的主题。多数医疗保健产业在目标设定上长期懈怠,长期普遍存在的院内感染即为明证。

个体雇员的激励是第三个维度。好的组织基于绩效来雇用和激励员工。表现不佳的雇员要么接受改进的建议,要么走人。对雇员的激励既包括财务和非财务的奖励,也包括基于绩效(而非年薪)的晋升。金钱是其中一个要素,设计得当的薪酬体系是公司活动的核心部分。公开表扬也是如此。无论诺德斯特龙、Zappos 还是 Caesar's Entertainment 都以对雇员的货币与非货币奖励而闻名。⑦这方面的调查方式是询问评议如何进行、薪资如何设定以及绩效不佳者如何处理。

医疗保健在这些维度上排名怎样呢? 经济学家尼古拉斯·布洛姆(Nicholas Bloom)、约翰·范·雷恩(John Van Reenen)与合作者们对全球上万个组织开展的管理调查度量了它们在这三个维度上的绩效。这类调查难度很大,因为所有企业在被问及管理实践时都想让自己看起来不错。布洛姆、范·雷恩及其团队调查企业的做法是让 MBA 层次的学生与(负责医院内特定科室或服务的)中层管理人员询问有关机构如何运营的开放型问题,然后将得到的回复按照五点量表编码。5 代表最高分,1 代表最低分。三个维度的平均得分被用于确定一个组织的总分。

布洛姆、范·雷恩与合作者们主要调查了制造企业,但也调查了数百家医院(以及一些学校)。样本包括美国、英国、日本、德国以及许多发展中国家的组织。

他们的数据清楚地显示,企业与企业在管理实践上存在差异,得分更高的企业绩效更高。[8] 在制造业中,调查得分更高的企业的人均销售额与盈利能力更高,破产率或其他退出更少,雇员人数更多。在医疗保健中,得分更高的医院在心脏病发作方面的存活率更高。在管理实践更优秀的学校读书的孩子在标准化考试上的得分也更高。[9]

他们还发现了产业之间以及国家之间在管理实践上的巨大差异。图 7.2 显示了美国制造企业的管理得分分布。美国制造企业按照五点量表的平均得分为 3.35(共调查1 196 个组织),是所有国家中最高的。日本与德国以 3.23分并列第二。

医院的绩效则是喜忧参半(图 7.3)。平均而言,美国医院的得分远低于制造企业。平均的医院得分仅为 3.0,比制造业平均低 0.35 分。610 家医院当中仅有 12 家(2%)得分超过 4.0,制造企业的对应比例为 17%。好消息是美国医院比国际竞争对手管理得更好。英国医院的平均得分只有 2.8。

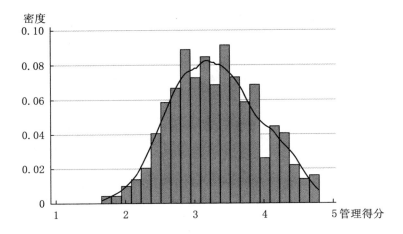

注:实线是核密度估计。

资料来源:www.worldmanagement.org.

图 7.2　美国制造企业的管理得分分布

　　美国医院在三个管理维度上得分都低于制造企业,尽管有些医院在绩效监控上比在目标设定和激励上表现更优。在绩效监控方面,美国医院平均得分为 3.2;制造企业的得分为3.6。目标设定方面的得分仅为 2.9,制造企业的平均得分为 3.3;激励方面的得分也是 2.9,制造企业的响应得分则为3.3。相对于这些均值,私人医院得分高于公立医院;这种差异可以理解。为了便于读者正确地看待这些数字,这里要指出,医院与制造企业之间的平均得分差异相当于利润提高 4%或每百名患者心脏病发作的死亡人数下降2%。[10]显而易见,美国医院若要提升,还需要加强自身的组织并重新思考自身的使命。

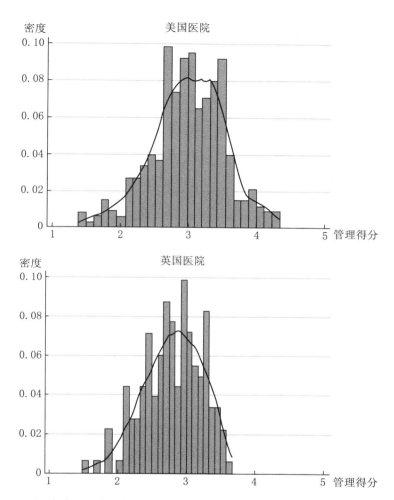

注:实线是核密度估计。
资料来源:www.worldmanagement.org.

图 7.3 美国与英国医院的管理得分分布

  绩效度量、目标设定与雇员激励都是组织运营的重要因素。但是,医疗保健组织的变革必须格外留心;像外包企业运营制造车间那样经营一家医院将是大错特错。

医疗保健管理最重要的规则或许是：绝不能让医疗提供者陷入因财务考虑拒绝提供医疗服务的境地。无论从伦理上还是法律上讲，医生都必须治疗所有前来就医的患者，并有理由在被要求实行配给时抗争。因此，好的组织不会将医生置于这样尴尬的境地。从这个意义上讲，医疗保健与造汽车极为不同。在汽车产业，人们都明白并非所有顾客都有意愿且有能力为最贵的产品付费。汽车工人不会因为造了一辆相对更便宜但更不经撞的车而内疚。在医疗保健中，无论医生还是护士都相信，所有人在遭遇车祸后应有同等的存活机会。

上述规则最重要的涵义是，医疗提供者的指南应该基于医学上的有效性而非成本准则。在 Intermountain 设计临床路径时，它对医生提出的挑战是如何找到健康结果最优而非成本最低的医疗事件的路径。与此相似，Kaiser 在决定用哪些药品和器械之前会先评估其临床功效。只有当被判定具有同样的功效和副反应组合时，才会对药品与器械进行权衡取舍。因此，在做出一项治疗选择时，这两个系统内的提供者与患者都可以肯定他们提供了最优的治疗。

成本有效性问题对我们的讨论如此关键，因而值得进一步拓展分析。所有医疗保健都会影响成本与健康，问题是在决策时如何综合考虑二者。当医疗成本高但对患者毫无帮助时，作决策最轻松。这方面的实例包括在妊娠 39 周之前非选择性催产,以及对下背部疼痛的常规病例动背部手术。在这些情形中,我们容易判断何为应该剔除的非必要医疗。

但是,还存在医疗有一定价值但价值相对于成本偏低的情形。以静脉注射抑制肿瘤生长的抗体阿瓦斯汀(Avastin)为例。阿瓦斯汀被用于治疗多种癌症,包括结直肠癌、肺癌和肾脏癌。阿瓦斯汀的制造工艺复杂,需用中国仓鼠的卵巢细胞和抗生素庆大霉素来表达阿瓦斯汀的活性元素。[11] 由于阿瓦斯汀生产成本非常高,售价也很高。一个标准的疗程要花费大约 50 000 美元。

阿瓦斯汀延长了转移性结直肠癌患者的存活期,但效果并不明显。临床试验已经证明,用阿瓦斯汀的患者平均要比不用阿瓦斯汀的患者多活 1.4 个月。因此,阿瓦斯汀的成本有效性是每个生命年 425 000 美元,即约 50 000 美元/1.4 个月。患者在延长期内的生存质量也不高。那么,制定结直肠癌治疗指南的癌症中心应该批准使用阿瓦斯汀吗?

如果患者自掏腰包支付部分治疗费用,医生很可能会建议患者别用阿瓦斯汀。纽约斯隆-凯特琳癌症中心(美国最好的癌症医院之一)最近决定不向结直肠癌患者推荐使用抗癌药阿柏西普(Zaltrap),因为这种疗法无法报销的成本极高,却没有证据表明它相对其他治疗有明显好处(具有讽刺意味的是,在这里阿瓦斯汀变成了替代药品;阿柏西普的价格是阿瓦斯汀的两倍）。⑫

但是，当自掏腰包的成本不成为问题时，决策变得更为棘手。多数经济学家都反对国家医疗保健计划为治疗转移性癌症的阿瓦斯汀提供保障，因为成本相对于收益太高了（回顾一下，每个新增生命年的门槛值为 100 000 美元或更低）。钱花到阿瓦斯汀上面就无法再花到教育、环境保护或其他用途。如果患者想用阿瓦斯汀，要么得自掏腰包，要么得购买为阿瓦斯汀和其他未通过标准价值指标的疗法提供保障的补充医疗保险。

一些国家就遵循了上述逻辑。比如，英国 NHS 不会给用于治疗结直肠癌的阿瓦斯汀提供保险。⑬类似地，在制造商同意打折之前，治疗前列腺癌的阿比特龙（Arbiraterone）未获准使用。⑭

但是，在美国，我们已经将成本屏蔽在保障考虑之外。食品药品管理局（FDA）不得因为成本考虑拒绝批准药品，Medicare 计划也不能因为成本原因拒绝为一项治疗提供保障。⑮Medicare 与私人保险商在阿瓦斯汀上花了很多钱。我们不清楚转移性结直肠癌的阿瓦斯汀总支出额，只知道阿瓦斯汀每年的总销售额约为 30 亿美元。⑯

很多人担心像阿瓦斯汀这样的药品会因为配给而无法使用。回想一下人们是怎样因为认为 HMO 实行成本配给而抗争的。这种担忧是对 ACA 最大的抱怨之一。2009 年这部立法刚拟定时,那些反对者将死亡小组(death panel)炒作成头条的公开战斗口号,尽管法律中根本没有这方面的内容,也没人想过加入这一内容。在 ACA 通过以后,一个为提高 Medicare 支付变革的弹性而设立的政府小组也被妖魔化成一群"未经选举就被授权裁减 Medicare 支出的官僚"。⑰不知道这个机构将来是否会设立。

　　煽动这些反对派的政客们显然是在逢迎不完全知情的人们。但是,上述实例也突出了公众认知的一个重要方面。多数人认为医疗保健存在许多纯粹的浪费——也就是毫无任何好处的医疗——因而认为应该先把重点放在消灭这种浪费上,暂不考虑边际有效但高成本的医疗该如何处理这个挑战伦理的问题。在我们讨论的实例中,人们希望先消灭不必要的剖腹产,再考虑阿瓦斯汀是否应该得到保障。

　　考虑到已经发现的诸多浪费,这并不是什么疯狂的想法。我们已知,大约三分之一的医疗支出未带来任何健康提升,而消灭这种浪费必须在一段时期内集中精力。将来,我们或许必须考虑阿瓦斯汀是否值得作为一种核心福利加以保障,但延后这一决策是合情合理的。

　　医疗组织的变革还要遵循医疗保健的第二条重要规则:不应基于每名患者的临床结果对个体医生发放薪酬。

这一规则也不同于许多其他产业。

在解释其中的缘由之前，不妨回想一下组织与个人的区别。在前一章，我们指出医疗保健组织应该基于绩效获得付费。在这里，我们提出对个体医生不应该这么做。比如，考虑一名在某大型心脏病诊所执业的心脏病专家。根据绩效对这个诊所付费相当合理且有益：健康结果越好，他们就应该赚得越多。但是，这并不适用于作为个体的心脏病专家。

为理解这条规则的重要性，我们先考虑一个绩效付费制（P4P）执行得不错的反例。这方面的实例很多，但一个就足以说明问题。斯坦福商学院教授、乔治·布什总统的前首席经济顾问爱德华·拉泽尔（Edward Lazear）在 20 世纪 90 年代末曾研究过汽车玻璃产业的生产率。[18] 他考虑的实例是美国最大的汽车玻璃安装商 Safelite。1994 年和 1995 年，Safelite 从一种基于工作时间的雇员薪酬体系转向基于生产率的雇员薪酬体系。在新体系中，工人每装好一块玻璃就有一份收入；虽然设有最低小时工资，但动作快的雇员有足够的机会提高工资。引入这种基于绩效的付费制度带来的效果相当明显，生产率比原先提高了 44%（产出从每小时装 2.7 块窗玻璃上升到 3.2 块），工人的收入也提高了。

有人或许担心质量会因为绩效付费下降；速度快但干活马虎的工人可以更快地转向其他的活。但是，由于产品缺陷容易识别并追究特定的工人（玻璃安装以后很快就碎了），Safelite 通过让安装不当的工人无薪重新安装来管理质量。可能的收入损失是把活干好的主要动力，因此，基于绩效的薪酬体系总体质量反而提高了。结果是双赢格局。

绩效付费制已悄然成为了美国产业界的规范。从教育到零售和制造，雇主们都越来越重视工作绩效。事实上，学者们对美国公司 CEO 高薪的辩护理由之一便是他们合同中越来越多的绩效激励（尽管许多人并未被说服）。[19]

为什么对汽车修理技师适用的规则不适用于外科医生（人体修理技师）呢？答案是，与汽车不同，每个患者都与别的患者存在微妙差异。两名患者也许有相似的临床表症，但在认知能力、承受手术的能力、家属的支持度以及其他因素方面都存在不同。拥有更多此类资源的患者可能比其他患者手术后康复更好。

基于治疗结果对个体医生付费实际上惩罚了收治更难处理的病号的外科医生，从而鼓励医生彻底避开这些患者。如果我们无法精确地阐明哪部分结果是外科医生的医术所致，哪部分结果是患者自身的特性所致，基于健康结果来补偿外科医生只会创造收治病重患者的负激励。

患者之间的微妙差异导致医疗保健不同于其他产业。两辆车窗有裂缝的汽车几乎是一样的，两名有同样病状的患者则很少如此。因此，如果一名汽车玻璃维修技师只需花同事们一半的时间就修好一辆车，显然生产力更高。但是，一个手术团队造成一例死亡，另一个团队没有，却未必意味着后者执业水平更高。在医疗保健中，投入（技术质量、团队沟通等）与产出（患者是否活下来）之间的关系要比其他产业当中更脆弱。但是，在团队层面，健康结果更为稳定，患者之间的微妙差异预期会相互抵消。因此，团体的结果（根据可观察的风险进行调整）比个体的结果更适合充当真实质量的指南。

应该如何把质量因素纳入一名医生的薪酬当中呢？当健康结果与医疗质量之间并无确定的关系时，更合乎情理的做法是根据我们可以观察到的质量指标补偿医生。比如，根据医生及其团队在手术中的投入他们是否按照技术上妥当的方式做过术前评估及手术和术后监控，团队成员之间是否有恰当的互动。如果有，即使结果令人遗憾，这名医生也应该得高分。

我们观察到的优秀医疗保健企业已经悟到了这一点，并相应地调整了薪酬体系。Mayo Clinic、Kaiser 以及其他成功的团体通常都是向医生支付固定薪资。这些组织不希望医生提供不必要的医疗，因此拒绝基于服务项目向医生付费；它们也不想惩罚治疗重病患者的医生，因此避免基于特定患者结果来调整薪资。

此外，医生的非财务奖励全都与更优质的医疗挂钩，而不是仅与避免坏的结果挂钩。Kaiser 在招聘时会甄选那些有兴趣在 Kaiser 这样的封闭团体系统中执业的新医生。一名新医生在成为合伙人之前须行医三年，其间双方都确信这名医生在 Kaiser 模式内身心愉悦且工作卓有成效。Mayo Clinic 的聘用与晋升制度与此类似。尽管有能力吸引超级明星，Mayo Clinic 并不希望所有员工都是超级明星。它对融入组织看得跟临床声誉一样重。

其他组织综合使用了固定薪资与计费服务。比如，Intermountain 对医生的付费是固定薪资附加与患者数量挂钩的绩效奖励。为抵消基于数量付费带来的过度医疗激励，Intermountain 建立了一套信息技术系统指导决策，鼓励专业的同仁们定期反馈。从这个意义上讲，这里的医生的主要动力来自优质医疗，而不是工资单上的金额。

重要的是，无论在 Kaiser、Intermountain、Mayo Clinic 还是类似的组织，医生赚到的钱大致都跟从组织外部赚到的差不多。没有一个组织希望只雇用愿意接受降薪的医生。但是，这些医生是基于他们提供的医疗的质量而不是可计费的服务数量来赚钱。

医疗保健提升的第三条规则是，它可以而且也应该让医疗保健提供者以外的人参与进来。患者也可以对医疗改善作不少贡献，他们的声音应该得到倾听。

　　Cincinnati 儿童医院医疗中心(CCHMC)经历的一场危机佐证了上述观点。CCHMC 是一家颇有名望的机构,要求医生对患者知无不言。因此,我们可以想象到当它在 2001 年发现自己的囊性纤维化变性(缩写为 CF)项目未达标时内心的惊愕。CF 是一种会导致肺部黏液过多的遗传疾病。除妨碍呼吸之外,黏液还会导致感染,逐渐产生耐抗性。CF 对生命构成威胁。被诊断为 CF 的儿童的平均预期寿命是 37 岁,这已经比过去大大提高(1962 年只有 10 岁),但仍然不够长。美国有 3 万名成人和儿童患有 CF。[20]

　　CF 无法被治愈,但可以被控制。控制的关键要素包括主动治疗呼吸道感染(包括使用抗生素、呼吸器械和吸入药物)、改善营养以及积极的生活方式。由于疾病的发展因人而异,而且管理需要大量时间,CF 通常主要由专科医生在大型跨学科中心管理。CCHMC 正是这样一个中心。

　　CF 基金会负责搜集每个中心的详细质量信息,但长期以来并未公开发布数据。21 世纪初,它首次公布了这一信息。[21]各个组织第一次有机会好好审视自己的绩效表现。作为一家自认为处在第一梯队的医院,CCHMC 赫然发现自己的 CF 患者的肺部功能情况仅仅排在全美绩效的第 20 个百分位。

　　CCHMC 对此大为震惊。是把这一信息立即披露给患者,还是先亡羊补牢呢? 没有隐瞒这一发现或辩解说数据还值得推敲(也许它们的患者比别处的患者病得更重),它们决定对外公布这一数据。但与此同时,它们也与患者进行了沟通。父母想让自己的孩子换地方治疗吗?没问题,它们可以创造便利条件,移交医疗记录、用药以及病史。

让 CCHMC 感到意外的是,患者不仅无一人转出去,而且伸出了援手。家属们提出了帮助提高质量和改善患者体验的建议,包括处理肺部功能以及其他方面。父母们希望缩短临床门诊时间,更多使用积极的语言描述 CF 和他们的孩子(比如,不将孩子说成"失败者"),以及采用一种基于需要(营养、抗生素等)对患者进行分类的方法。结果是利用前面讨论过的许多原则彻底再造了 CF 门诊。到 2008 年,也就是进度提升行动 6 年之后,CCHMC 患者的肺部功能排到了全国的第 95 个百分位。[22]家属的参与是背后的一个主要原因。

医疗保健必须变革,但这不会让转轨变得更轻松。没人喜欢被迫调整自己的工作方式,尤其是那些对自己的专业倾注了心血的专业人士。别对这些担忧一笑置之,我们必须勇敢地面对它们。

医生们对组织变革最大的恐惧或许是担心自己变成"齿轮上的齿",而不再是受到尊重的独立专业人士。"模子医疗"(cookie-cutter medicine)一词就是形容这种情形。如果医生将来只能按计算机的指令做事，当医生的价值何在？

具有讽刺意味的是，证据显示实际情况恰好相反：利用尖端信息技术系统执业的医生不仅生产力更高，而且幸福指数更高。信息技术将常规的执业活动编码化。计算机通过编程来理解医学教材上的所有用药规则，然后记住这些规则像医生一样开药，从而保证所有特定病况的患者得到恰当的组合疗法，接受妥当的化验。必须由医生完成的是硬件部分：应对无法直接套用治疗路径的复杂疾病，给身患多种疾病的患者提供指导，与人类互动帮助他们处理复杂、生死攸关的重要决策。这才是医学中最难也最有价值的部分。

大卫·布卢门萨尔（David Blumenthal）博士精辟地概括了上述观点。布卢门萨尔曾和我一道参与奥巴马医改方案的拟定，并于 2009—2011 年继续担任"健康信息技术全国协调办公室"的主任。他曾是一名执业的内科医生。布卢门萨尔这样回忆过自己使用电子医疗记录（EMR）的经历：

> 刚开始使用 EMR 时，我觉得很费劲。我时常想念我的老处方本（坦白说，我偶尔也会作弊）。我对调和药物清单、更新问题清单、浏览似乎看不完的咨询记录很恼火。（过去，其中许多记录根本就找不到，不知道

迷失在文件的哪个角落。)使用已经用了 30 年的三联 X 光申请单要比使用 EMR 要求的放射预订登录软件更得心应手。我的门诊时间延长了,感觉越搞越复杂。每当我求助于计算机,我似乎都不得不学点新东西。但是,最终我还是对学会使用 EMR 感到高兴……EMR 让我长为一名更优秀的医生。现在我对患者的状况**真的**了如指掌。我可以更好、更准确地回答他们的问题,并做出更好的决策。我感到一切更在掌控之中。㉓

证据表明这种看法具有普遍性。在 2008 年的一项研究中,90％的医生对所用的 EMR 感到满意,绝大多数医生表示这套系统提高了他们提供的医疗的质量。㉔当然,这些人是第一批吃螃蟹的,他们或许与电算化医疗有特定的亲近感。但这似乎并非事实。2011 年的一项调查也显示,85％的医生对自己的 EMR 感到满意,四分之三的人认为 EMR 提高了医疗质量。㉕

医生们对信息技术会夺走自主权的恐惧不同于很多其他产业中的工人的恐惧。㉖律师、作家和教师等专业人士也担心信息技术会让自己变成机器人。第一项剥夺人们权力的技术是电,计算机不过是电的延伸。这种权力剥夺在一些情形下显然会发生:电减少了对蜡烛制造商的需求,计算机消灭了对单纯通过手工完成冗长乏味的数学计算工作（第一颗原子弹就是用这种方式建模的）。

但是，在多数情形下，对权力剥夺的恐惧都是错觉。在越来越多的产业中，自动化的使用都提高了对受过高等教育的工人的需求，也提升了他们的生产力。当手头有完整的案例法历史文本时，律师的工作效率会更高，赚到的收入也随之上升。医学研究者同样受益于更便捷的数据可得性。真正的研究技能涉及的是对数据的分析，而不是从含糊的研究中提取数据。在这些产业及更多产业，技术变革都导致了熟练工人的工资增长。

同样的情况可能也适用于医学。医生无需成为会走动的教科书，而是需要知道何时教科书有用，何时抛开它。在教科书无法提供精确指导的情况下，医生必须监控患者并确保万无一失。

失去收入或地位的恐惧并不是驱动所有医生的动因。有些医生只是享受原先的执业方式，懒得去学新本领。当Virginia Mason走上质量提升之路时，不少医生选择离开，因为他们更喜欢另一种执业方式。[27]与此类似，当圣安东尼奥的Baptist Health System对整形外科手术施行捆绑付费制并试图标准化医疗流程时，也有不少外科医生选择离开。这种人员流动往往是对组织有利的：留下来的医疗提供者对使命更有奉献精神，最后是皆大欢喜。当然，工作压力可能也不小。

医生之所以最终欣然接受变革,部分是因为他们在现行体系下不快乐。这些年在与无数的医生和护士交流之后,我发现了一个引人注目的现象:医疗保健提供者是美国地位最崇高的职业之一,他们每天都在帮患者作(几乎)关系生死的决策。但是,他们对自主权不足非常沮丧。怎么会这样呢? 答案是,医生和护士对所治疗的个体患者拥有巨大自主权,但对所处的系统却几乎没有控制权。行政体系让他感到窒息;他们想要的信息要么遗失要么难以获取;他们担心因为并非自己的过失所造成的结果而被起诉。这一切怎么会不令他们感到沮丧呢?

当我与医务工作者群体交谈时,我向他们请教了两个问题:我抛出的第一个问题是,"您有办法让您的机构提高运营效率,从而降低成本、改善患者结果吗?"多数人面对这个问题起初都有点懵(为什么一个经济学家会问我这种问题)。但是,一旦他们真正领会我的问题,就会滔滔不绝起来:行政系统可以精简;医疗用品可以妥当地维护;服务转移可以提高效率。根本无须准备,一名临床工作人员就可以不假思索地想出二十几个好点子。

接下来,我会问,"为什么你们不做这些变革呢?"这个问题同样让人们措手不及。他们开始支支吾吾起来,然后给我一个类似"因为没人问过我"的答案。医生是一个国家最需要专门技术的劳动力之一，拥有强大的脑力和能力，却没有人征求过他们对改善工作方式的基本建议。丰田公司车间的一名汽车工人在装配线的运作上拥有的发言权，竟然比医生对一家医院运营的发言权大？这里面肯定有问题。

　　"当然，有些治疗纯属浪费。我是为避免被人起诉才去做的。"这种说法或类似的说法，经常从医生们的嘴里蹦出来。由此通常可以引申出来的建议是，假如我们的社会想要减少浪费性医疗，就应该限制起诉。医生在这一点上是正确的：我们确实需要对医疗事故体系进行改革。但是，与此同时，我们也需要正确的改革。

　　我们现有的医疗事故体系出发点是好的。如果一名患者因为医疗提供者的疏忽大意而遭遇不争，患者（或家属）就有权获得补偿。这条规则本身没有任何问题。伤人者赔偿，天经地义。

　　困难在于如何执行这条规则。判断什么时候糟糕的事件是由医疗保健所致还是随机造成并非易事（如果不是不可能的话）。患者未能从手术中恢复过来，是因为外科医生的失误，还是因为患者本人已病入膏肓？法庭对此也难以判断，面对令人心碎的患者死亡就更难了。因此，赢得或输掉一起医疗官司就好比医生在掷骰子。总难免有一些患者最后会遇到坏结果,一名医生被起诉的概率相当高。在风险最高的专科(神经手术和胸心血管手术)中,大约有20%的医生每年都会遭遇索赔起诉。[28]终其一生,这些专科的医生几乎都被起诉过。即便是在风险最低的专科(家庭医学、精神病学和儿科),也有大约70%的医生在一生中遭遇过索赔起诉。光是聘请律师和裁决理赔就花掉了和解与判决赔偿金额的一半。

防御性医疗(defensive medicine)由此而生。为避免吃官司,医生们做更多的化验(比如对良性的头部创伤预定MRI),并设法避开某些患者(比如高风险的孕妇)。多项研究估计了防御性医疗相对于医疗总支出的比例。这些研究通常会审视医生的医疗实践在更容易或更难被起诉的州有多大差异。当法律提高了向医生索赔的难度时,医生预定的化验会更少吗?答案是肯定的,不过影响不大。

最近的一项研究估计,医疗事故的保费降低10%会导致总体健康支出节约0.2%。[29]这个发现在我们意料之中,只是总节约金额不大。大量的研究表明,防御性医疗估计占到医疗总支出的大约2%。[30]换个方式来感受这个数字,如果联邦政府规定所有州都实施现行最严苛的侵权改革规则(就像加利福尼亚州、弗吉尼亚州和阿肯色州使用的那种),预计医疗支出将会在未来十年内下降2%,这比人们认为的三分之一的浪费性支出水平低多了。[31]

　　比防御性医疗带来的成本更为隐蔽的，也许是这套系统让医生们不敢大胆承认错误并从错误中吸取教训。我们回到由于 BIDMC 的疏忽而受害的孕妇苏珊。许多医院的反应都会是否认医务人员犯的错：苏珊的结局固然不幸，但要怪只能怪这个病，医院已经竭尽全力了。

　　这种策略可能妨碍起诉和赔偿支出（在承认错误之后，BIDMC 与家属达成了一项财务和解）。但是，如果错误不被承认，就无法被纠正，造成这些错误的基本体系也无法得到改进。做好医疗保健必须勇敢地从错误中吸取教训。只有将错误暴露在阳光下，才能做到这一点。

　　讽刺的是，认错不仅对系统的改进有利，而且往往对医疗机构的财务也有利。2001 年，密歇根大学健康系统启动了一个被称为主动披露（disclosure-with-offer）的计划。任何时候只要提供者自认为有失误或被人投诉，就要进行全面评估。如果执业者真的有错，就要向患者及其家属道歉，并与受害当事人一起寻求解决办法。如果健康体系得出的结论是提供了正确的临床医疗，也要将结果通报给患者。区别在于，披露是全面的，和解邀约是提供者主动发出的，而不是作为最后的追索。

　　最近的一项研究考察了主动披露计划对医疗事故索赔的影响。[32]研究显示该计划对医疗事故的负担有显著的积极影响。与变革前相比，医疗事故索赔的数量下降了三分之一,起诉下降了三分之二,赔偿金额下降了60%。对许多患者来说,坦诚告知真相并得知影响自己亲人的错误会被纠正就足够了。密歇根大学的计划赋予他们这种权利。

密歇根州实验的结果导致其他健康系统效仿这种模式。一些州也在推广该模式,颁布法令允许提供者对失误道歉而不将道歉用作法庭证据。马萨诸塞州最近在它标志性的医疗保健成本立法(该法也提出了前一章提到的捆绑式付费)中认同了这种披露(disclosure)、道歉(apology)与要约(offer)过程。㉝

尽管如此,前路依然漫漫。多数医生仍然对医疗事故体系有心理阴影,这也情有可原。正因为如此,医疗事故改革必须成为优化的医疗保健体系的一部分。在2009年对美国医疗协会的一次演讲中,奥巴马总统对此表示认同:"尽管我不主张对医疗事故的赔偿金额设定上限——因为这对受到不正当伤害的人们不公平,但我确实认为,我们需要探索该如何优先考虑患者安全、让医生专心执业的各种想法,并鼓励更广泛地使用基于证据的指南。"㉞ ACA 并未包含太多的医疗事故改革举措,但配置了5 000万美元专门用于实施侵权改革示范项目。

多数实验可以探索的领域是遵照临床指南设立对医学实践的侵权豁免。㉟其背后的想法是,如果医生遵循了指南且在实施过程中并未犯错(比如,按照指南说明做手术,而且在手术过程中没有失误),就应该推定为无错。基于证据的医疗事故体系会自动驳回遵循了公认指南的索赔申请,哪怕实际结果并不理想。

多个州已经试验过类似思路的医疗事故改革。缅因州在 20 世纪 90 年代尝试颁布了一部法律,允许遵守最佳实践的医生在被起诉时据此为自己辩护。㊱在缅因州体系的短期经历(自 1992—2000 年生效)中,没有证据表明医疗事故索赔数量或成本与保费受到影响。㊲事实上,没有医生用遵循了临床指南来为自己辩护。但是,缅因州的示范范围相当窄。只有四个专科被选为示范对象,因此只有 1%—2% 的缅因州病例受此影响。此外,当时也没有什么被广泛使用的执业指南。佛罗里达州和明尼苏达州也尝试过类似的局部改革,但证据也没有发现显著改进。

研究者们也没法告诉我们现在究竟该做什么。一些分析者追踪了钱的流向。我们所拥有的最佳证据是,当患者更难从医生和他们的保险商那里获得赔偿时,医疗成本会降低。因此,很多支持者认为我们应该提高医疗事故索赔的难度。这种方法的缺点是无法让系统整体改进。另一些分析家认为我们应该利用医疗事故体系来激励好的医疗以及学习型健康体系。然而,除了推广密歇根州的模式之外,我们仍不清楚如何最优地设计这样一套体系。我本人倾向于采纳后一种方法,鼓励更优质的医疗和更快速的争端解决。但是，我必须坦率承认我们尚未找到最后的答案。

医疗执业无法通过强制规定来提升水平。组织变革涉及的步骤对任何外部机构来说都太过具体，因而无法强制。我们可以要求医院拟出计划实现运营的精简，但是，只是把标签贴在纸上并改变某些行政人员的头衔并不会带来真正的变革。告诉护士可以挑战未遵循方案的医生是不错的想法——直到第一个护士因为拖慢了医生的进度被吼，而她的主管并未支持她。

在这一点上，医疗保健与其他产业并无二致。许多企业都参观过丰田的车间，学习丰田的生产系统；曾经丰田对于分享它的知识是极为慷慨的。这些参观企业中有许多回去以后尝试引入了丰田的方法，但是，复制成功的比例往往与失败的比例一样高。即使完全清楚丰田的做法，企业也并非总是能完全模仿。真正的变革必须有全新的文化，而不只是学会几个新的时髦词就可以了。

遗憾的是，社会几乎没有什么办法能推动这种变革。我们所能做的是为它搭建舞台。如果没有信息技术，政府就对信息技术投资给予补贴，并要求医学实践电子化。如果付费是基于服务数量，政府就改革支付制度换成新模式。如果对医疗事故的恐惧遏制了高质量的医疗，我们可以从中斡旋。我们还可以主动帮助想做得更好的提供者。但是，正如任何心理学家会证实的，患者自己也必须投身到变革中去。

注释

① "苏珊"为化名，具体请参考 Benjamin P. Sachs，"A 38-Year-Old Woman with Fetal Loss and Hysterectomy," *Journal of the American Medical Association* 294，no.7(2005):833—840。

② George E. Cooper，Maurice D. White，and John K. Lauber，eds.，"Resource Management on the Flightdeck," Proceedings of a NASA/Industry Workshop(NASA CP-2120)，1980; and Robert L. Melmreich，Ashleigh C. Merritt，John A. Wilhelm，"The Evolution of Crew Resource Management in Training in Commercial Aviation," *International Journal of Aviation Psychology* 9(1999):19—32.

③ Stephen D. Pratt，Susan Mann，Mary Salisbury，et al.，"Impact of CRM-Based Team Training on Obstetric Outcomes and Clinicians' Patient Safety Attitudes," *Joint Commission Journal on Quality and Patient Safety* 33，no.12(2007):720—725.

④ See Paul F. Levy，*Goal Play: Leadership Lessons from the Soccer Field* (CreateSpace Independent Publishing Platform，2012).

⑤ Zirui Song and Tom Lee，"The Era of Delivery System Reform Begins," *Journal of the American Medical Association* 309，no.1(2013):35—36.

⑥ *Lean Practices Aid Manufacturers in Recovery*，Compdata Surveys (Dolan Technologies，2011).

⑦ Robert Spector and Patrick D. McCarthy，*The Nordstrom Way to Customer Service Excellence: The Handbook for Becoming the "Nordstrom" of Your Industry*(Hoboken，NJ: Wiley，2012)，253; Paula Godar，"A Wise Choice: Caesars' Bet on Employees Pays Off ," Hospitality Net，Jan. 14，2011，www.hospitalitynet.org/news/154000392/4049796.html; and Tony Hsieh，*Delivering Happiness: A Path to Profits，Passion，and Purpose*(Mundelein: Round Table，2012).

⑧ Nicholas Bloom et al.，"Management Practices across Firms and Countries," *Academy of Management* 26，no.1(2012):12—33.

⑨ 他们运用各种技巧得出结论：是流程变革导致了结果的改善，而不是相反。

⑩ 管理质量提高一分带来的影响呈现在 *Management in Healthcare*：*What Good Practice Really Means*（London：Mckinsy and Company，2010），http://worldmanagementsurvey. org/wp-content/images/2010/10/Management_in_Healthcare_Report_2010.pdf。原文中的估计是提升了 0.3。

⑪ *Avastin*：*Scientific Discussion*（European Medicines Agency，2005），www.ema.europa.eu/docs/en_GB/document_library/EPAR_-_Scientific_Discussion/human/000582/WC500029262.pdf.

⑫ Peter B. Bach, Leonard B. Saltz, and Robert E. Wittes, "In Cancer Care, Cost Matters," *New York Times*, Oct. 14, 2012. In response to this decision, Sanofi cut the price of Zaltrap. 参见 Andrew Pollack, "Sanofi Halves Price of Cancer Drug Zaltrap after Sloan-Kettering Rejection," *New York Times*, Nov. 8, 2012。

⑬ Helen Pidd, "Avastin Prolongs Life but Drug Is Too Expensive for NHS Patients, Says Nice," *Guardian*, Aug. 23, 2010.

⑭ "NICE Recommends Abiraterone and Erlotinib," NHS: National Institute for Health and Clinical Excellence, June 26, 2012; "Abiraterone for Castration-Resistant Metastatic Prostate Cancer Previously Treated with a Docetaxel-Containing Regimen," National Institute for Health and Clinical Excellence, June 2012; and Sarah Boseley, "Cancer Drug 'Too Expensive for NHS,'" *Guardian*, Feb. 1, 2012.

⑮ Andrew Pollack, "Medicare Will Continue to Cover 2 Expensive Cancer Drugs," *New York Times*, June 30, 2011.

⑯ IMS Institute for Healthcare Informatics, *The Use of Medicines in the United States*：*Review of 2010*（IMS Health，2011）.

⑰ "Medicare Q&A: Saving Medicare," House of Representatives Committee on the Budget, http://budget. house. gov/settingtherecordstraight/saving-medicare.htm.

⑱ Edward P. Lazear, "Performance Pay and Productivity," *American Economic Review* 90, no.5(2000):1346—1361.

⑲ Steven Kaplan and Josh Rauh, "Wall Street and Main Street: What Contributes to the Rise in the Highest Incomes?" *Review of Financial Studies* 23(2000):1004—1050.

⑳ "Cystic Fibrosis," National Center for Biotechnology Information, U.S. National Library of Medicine, May 16, 2012; "Research Milestones," Cystic Fibrosis Foundation, Nov. 20, 2012, www. cff. org/research/Re-searchMilestones/; "About Cystic Fibrosis：What You Need to Know," Cystic Fibrosis Foundation, www.cff.org/AboutCF/. 一种名为 Kalydeco 的药品最近获准用于治疗某些患有 CF 的患者。由于是基因靶向，此药效果似乎不错，而且没有什么副作用，治疗一年的成本为 294 000 美元。

㉑ Atul Gawande, "The Bell Curve," in *Better：A Surgeon's Notes on Performance*(New York：Metropolitan, 2007), 227.

㉒ Anita Tucker and Amy Edmondson, *Cincinnati Children's Hospital Medical Center*, case study(Harvard Business School, 2010).

㉓ David Blumenthal, "Why Be a Meaningful User?" Health IT Buzz, Apr. 27, 2010, www.healthit.gov/buzz-blog/meaningful-use/why-meaningful-user/.

㉔ Catherine M. DesRoches et al., "Electronic Health Records in Ambulatory Care—A National Survey of Physicians," *New England Journal of Medicine* 359(2008):50—60.

㉕ Eric Jamoom et al., *Physician Adoption of Electronic Health Record Systems：United States, 2011*, NCHS data brief no. 98 (Hyattsville, MD：National Center for Health Statistics, 2012).

㉖ Claudia Goldin and Lawrence F. Katz, *The Race between Education and Technology*(Cambridge, MA：Harvard University Press, 2008).

㉗ C. Kenney and Donald M. Berwick, *Transforming Health Care：Virginia Mason Medical Center's Pursuit of the Perfect Patient Experience* (New York：CRC, 2011).

㉘ Anupam B. Jena et al., "Malpractice Risk according to Physician Specialty," *New England Journal of Medicine* 365, no.7(2011):629—636.

㉙ "Tort Reform," U. S. Congressional Budget Office, Oct. 9, 2009, www. cbo. gov/sites/default/files/cbofiles/ftpdocs/106xx/doc10641/10-09-tort_reform.pdf.

㉚ 参见 Katherine Baicker, Elliott S. Fisher, and Amitabh Chandra, "Malpractice Liability Costs and the Practice of Medicine in the Medicare Program," *Health Affairs* 26, no.3(2007):841—852。

㉛ Teresa M. Waters et al., "Impact of State Tort Reforms on Physician Malpractice Payments," *Health Affairs* 26, no. 2 (2007): 500—509; Douglas W. Elmendorf, Letter to Honorable Orrin G. Hatch, Oct. 9, 2009, Congressional Budget Office, www. cbo. gov/sites/default/files/cbofiles/ftpdocs/106xx/doc10641/10-09-tort_reform. pdf. 据估计,将在未来十年 2.4 万亿医疗支出的基础上节约 410 亿美元。

㉜ Allen Kachalia et al., "Liability Claims and Costs Before and After Implementation of a Medical Error Disclosure Program," *Annals of Internal Medicine* 153, no.4(2010):213—221.

㉝ Blue Cross Blue Shield Foundation, *Summary of Chapter 224 of the Acts of 2012*(Boston, MA: Blue Cross Blue Shield Foundation, 2012).

㉞ "Remarks by the President at the Annual Conference of the American Medical Association," White House, June 15, 2009, www. whitehouse. gov/the-press-Office/remarks-president-annual-conference-american-medical-association.

㉟ Michelle Mello and Allen Kachalia, *Evaluation of Options for Medical Malpractice System Reform*(Washington, DC: Medicare Payment Advisory Commission, 2010).

㊱ Gordon H. Smith, "Maine's Medical Liability Demonstration Project—Linking Practice Guidelines to Liability Protection," *Virtual Mentor—American Medical Association Journal of Ethics* 13, no. 11 (2011): 792—795.

㊲ Linda L. LeCraw, "Use of Clinical Practice Guidelines in Medical Malpractice Litigation," *Journal of Oncology Practice* 3, no.5(2007):254.

8 未来可期

聚焦于质量有望解决困扰美国医疗的诸多问题。但是，这种质量疗法要使用多久呢？它是像抗生素那样立竿见影，还是像康复治疗遥遥无期？

没人清楚对这个问题的确切答案。研究者们得出的总体共识是，大约三分之一的医疗支出是不必要的。但是，对于多久才能剔除这种多余的支出，却并无总体共识。如尤吉·贝拉（Yogi Berra）所言，"预测是困难的，尤其是关于未来的预测。"

综观整个经济，产业从低生产率走向高生产率并无唯一的路径。美国汽车企业花了几十年才意识到自己快要破产，并开始着手解决基本问题。但是，企业运营走向因特网却像闪电一样迅速，电子商务似乎是在一夜之间腾空而起。

医疗保健的变革不可能像因特网那么快，但也不需要等上几十年。

如果医疗保健的模式与其他产业的经历一样，那我们不妨就从这里开始。评估一个产业绩效的最佳方式是考虑生产率的增长。生产率是每单位投入的产出量。当生产率上升时，工人可以用更少的原材料生产出更多商品。这意味着消费者可以买到更便宜的商品（投入成本下降导致价格随之下降）。整个经济体的生活标准也会与生产率等比例提高。

图 8.1 展示了美国在过去半个世纪内的生产率增长。从二战结束到 20 世纪 70 年代初这段时期，生产率增长迅

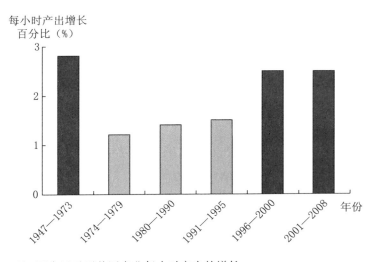

注：图中显示了美国产业每小时产出的增长。
资料来源：数据来源于经济分析局，网址为 www.bea.gov。
图 8.1 美国的生产率增长（1947—2008 年）

猛。平均而言，生产率每年增长了将近3%。这是美国繁荣的"黄金时代"，我们在回首这些年时心中是充满温情的。从20世纪70年代中期石油价格上涨开始，随后是长达20年的低生产率增长。平均生产率增长放缓到大约1.5%。"滞胀"及其他弊病变成常态。到20世纪90年代初，多数经济学家认为美国经济的"新常态"（new normal）是持续的低生产率增长。

然而，到20世纪90年代中期左右，美国的生产率增长出现反弹。1995—2008年，生产率的增长率大约为每年2.5%，仅次于二战后早期的水平。收入再次上升，尽管这一时代的显著特征是收入分布变得高度不平等：有些人变得极为富有，有些则非如此。就业机会增加，政府预算出现盈余，收入流动性对许多人而言似乎成为可能。

引发最近这次生产率革命的产业列在图8.2中。耐用品——汽车、计算机和其他实物商品的制造者——位于榜单顶部。上一章讨论过的信息技术与运营革命解释了耐用品生产率突然转好的大部分原因。信息技术产业名列第二，包括软件和其他信息系统的制造者，这不足为奇。但是，这份榜单里面藏有惊喜。农业变得非常富有生产力，向人们出售东西的零售贸易也是如此。在考虑农业时，不要再想象家庭农场；现代农场已经高度机械化、资本密集型，而且在科学研究上投资相当多。与此类似，零售贸易也不再是街头小店，沃尔玛超市更具有代表性。

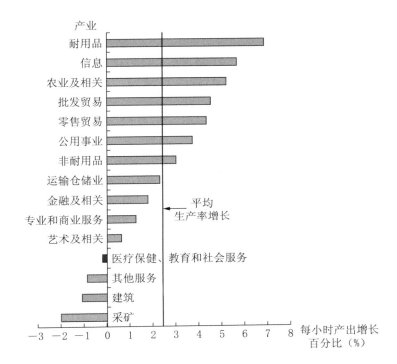

资料来源：数据来自 Stephen D. Oliner，Daniel E. Sichel，and Kevin J. Stiroh，"Explaining a Productive Decade，" *Brookings Papers on Economic Activity 1*（2007）：81—152，table 5，网址：www. brookings. edu/～/media/ Projects/BPEA/Spring％202007/2007a_bpea_oliner.PDF。

图 8.2　各产业的生产率增长（1995—2005 年）

　　榜单最底下是拖经济后腿的部门。采矿是这一时期最没有生产率的，尽管这主要是因为矿产价格波动极大，而且同期多种矿产的价格出现下降。医疗保健、教育和社会服务事实上呈现出负的（报告）生产率增长；根据官方数据，医疗保健逐渐开始用更多投入生产更少的产出。这里的生产率指标存在低估，因为未充分考虑质量进步。①官方对医疗保健的生产率估计是基于特定服务(比如,住院一天)的价格是随时间上涨或下跌,没有考虑到住院一天的强度或质量比过去高还是低。尽管如此,医疗成本一直在上涨但未完全实现预期收益的总体感知还是正确的。艺术是另一个低生产率产业。

区别领先产业与落后产业的一种方式是看信息技术的应用。作为最近似的估计,所有生产率快速增长的产业都大量使用了信息技术。反之,垫底的产业往往缺乏对信息技术的持续使用。

这种印象得到了更详尽的分析的证实。经济学家斯蒂芬·奥利纳(Stephen Oliner)、丹尼尔·西奇尔(Daniel Sichel)和凯文·斯蒂罗(Kevin Stiroh)研究了过去二十多年生产率增长提高的原因。他们将产业层面的生产率增长与各种因素挂钩,其中包括信息技术的使用。他们发现,信息技术使用越多,生产率增长就越快。使用信息技术超过平均水平的产业增长速度比信息技术使用少的产业快1.5—2.0个百分点。这就引出了我们的第一个指标:如果我们将医疗保健从经济落后者转变成领先产业,每年的增长可能会提高1.5—2.0个百分点。

评估医疗保健潜力的另一种方式是审视我们还需要做什么,并估计要多快才能做到。我们提到的有些医疗保健问题相对容易解决,其他则难得多。图8.3提出了不同干预可能需要多久才能落实的推测。最容易改变的是医疗场所。

全部影响

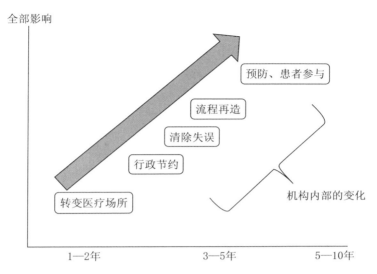

预防、患者参与

流程再造

清除失误

行政节约

转变医疗场所

机构内部的变化

1—2年　　　　　　3—5年　　　　　5—10年

注：有些改革进展迅速，有些则需要更多时间。从昂贵的医疗机构转向不那么昂贵的医疗场所最容易快速干预。机构内的变革则更费时间，真正的患者参与可能是最缓慢的。

图 8.3　要花多久才能省下三分之一的医疗支出？

这适用于在高成本医疗机构住院，但在不那么贵的地方甚至门诊机构也能获得同样治疗效果的患者。清楚一名患者是否需要高强度医疗相当容易。影响这些转变的基础工作可以在一到两年内落地。在此期间，提供者系统要聘请必要的工作人员，配置电子记录随时掌握此类患者的情况，并将护士和医生安排到更恰当的环境。

略微难一点的是必须在机构内发生以及需要将病情不同的各类患者的医疗路径流线型化的变革。我们也已经看到了这些变革，比如理性思考谁该放支架谁不该放、对常规生产与分娩实施医疗路径、不做尖端影像或整形咨询治疗而是简单治疗下背疼痛。机构可能要花一些时间推行这些变革。本人推测,这些路径必须等三到五年才能实现明显的节约。

第三个层次的节约来自全民范围的预防与患者参与。对不服药的患者必须给予劝告和鼓励。医生与患者之间的电子交流将取代面对面的接触。决策辅助软件可被用于将患者偏好融入治疗计划。这类变革比较困难。需要通过更多实验了解如何最有效地与每类患者互动并构造预防措施。这类实验至少需要五年才能初见成效,得花上十年才能实现重大结余。

假定上述的多数变革可以在未来十年内实施,我们还要等许多年才能实现成本增长下降,或许还要等五到十年。总而言之,这意味着医疗保健质量提升是一次 15—20 年的冒险行动。如果我们能在 15 年内降低 30% 的成本,这意味着每年成本要降低 2%。如果这一转变要花 20 年的话,则成本节约每年平均要达到 1.5%。这是第二项证据:医疗保健改革将在 15—20 年每年将生产率提高大约 1.5%—2.0%。

更高的生产率并非总是意味着支出下降。随着平面电视机更优质更便宜,人们卖得更多了。价格这么低,何不多买几台呢? 由于电视的数量随价格下降上升,支出未必会因为生产率增长而下降。

但是,医疗保健的生产率提高可能主要表现为支出减少。我们已经治疗了多数患者，只是治疗得不够好。因此，医疗保健的生产率提升几乎肯定会伴随着更低的支出增长。

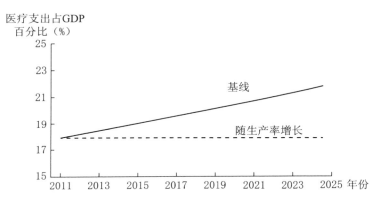

资料来源：医疗支出预计源于 CMS，National Health Expenditure Accounts（2013），www.cms.gov/Research-Statistics-Data-and-Systems/Statistics-Trends-and-Reports/NationalHealthExpendData/NationalHealthAccountsProjected.html。

图 8.4　生产率提升与不提升的医疗支出趋势

从历史上看，医疗支出的年增长率超过总体经济的增长率 1.5—2.0 个百分点。这种差距在 20 世纪 60—80 年代拉大，随后在 20 世纪 90 年代和 21 世纪之初略有下降。如果医疗保健改革的影响是每年将支出增长降低 1.5—2.0 个百分点，实质上稳定了医疗保健在整体经济中的比例。因此，本人预期，医疗保健的真正变革会导致医疗保健在未来 20 年左右占 GDP 的比例保持不变。图 8.4 显示了这会如何影响医疗保健占 GDP 的比例（从官方 2011 年的估计开始）。

这种量级的转型势必会对经济产生深远影响。平均而言，家庭收入会随总体经济增长上升。如果经济增长 10%，平均家庭收入也会增长大约 10%。由于花在健康福利上的支出减少，更多收入会变成工资和薪金。因此，家庭会发现工资单增长更快了。对企业而言，健康保险成本的平均增长也不会高于总销售额。

转型对政府的影响可能最为深远。政府收入增长率与经济大致相同。按照固定的税率，政府收入只能随国民收入增长而增长。当健康成本增长超过经济增长时，政府就必须减少其他服务的支出。比如，马萨诸塞州的医疗保健与其他商品和服务在过去十年中明显存在取舍（图 8.5）：医疗保健拿走了更多的钱，其他方面都得遭殃。如果健康成本占整体经济的比例稳定下来，政府在其他商品与服务商的支出就可以在不增税的情形下实现增长。

马萨诸塞州最近的医疗保健成本举措正是基于这一观察。意识到若不设法降低医疗支出增长率对全民保障的承诺就有落空的危险——只能从政府的其他部门砍掉那么多支出。马萨诸塞州于 2012 年通过立法，决心让健康体系摆脱按服务项目付费，向消费者提供更好的成本与质量信息，精简高成本的行政过程，鼓励在出现不利医疗结果时披露、道歉和提早和解。除此以外，马萨诸塞州还对总体医疗支出设定了目标。2014—2017 年，医疗支出增长率将与该州

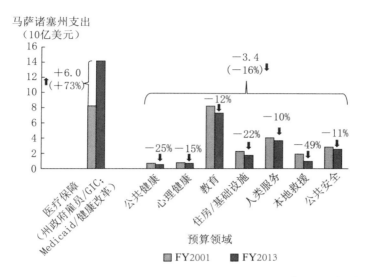

注:随着医疗保健支出增长,政府在其他领域的支出下降了。为保持同样的经济份额,2001 年的支出被调整到 2013 的美元。

资料来源:数据来自 http://massbudget.org/browser/index.php。不同年份的类似图表来自 Blue Cross Blue Shield Foundation of Massachusetts, *Health Care Costs and Spending in Massachusetts:A Review of the Evidence*(Boston, MA:Blue Cross Blue Shield Foundation, 2012),网址:http://bluecrossmafoundation.org/sites/default/files/Cost%20Deck%20March%20report.pdf。

图 8.5　医疗保健与马萨诸塞州的预算(2001, 2013)

的经济增长相等。[②] 2018—2022 年,目标增长率将比经济增长率低 0.5%。2023 年以后,目标增长率将回到总体经济增长水平。超出目标的实际处罚并不严厉:健康政策委员会将审查目标未能达到的原因,并要求造成超支的支付者和提供者提交达成目标的计划。不是威胁采取严厉行动,设立目标背后的想法是要让该州的提供者非常明确地知道什么构成成功的减少支出模式。

该法实施的初步效果似乎达到了预期。医疗保健提供者系统正在快速重组以便达到成本目标，许多曾经被讨论过的具体变革正在落实当中。

设想我们成功地在接下来的二十年内节省了大约三分之一的医疗支出。届时成本增长会怎么发展呢？从某种程度上讲，我们现在还无须担心这个问题。二十年那么遥远，我们无法推测那时候的医疗系统会是怎样的。但是，未雨绸缪总是有价值的。记住这一点之后，下面推演一下未来的可能性。

经济学家对这个问题有两种看法。第一群经济学家预期，在浪费被消灭之后成本增长会恢复到历史水平。决定医疗支出长期趋势的是患者治疗的新方法的开发与推广。这种趋势将会继续——事实上，也应该继续——但这会增加支出。不少研究深入估计了这种长期因素的影响大小。总体而言，经济学家认为医疗成本增长的技术贡献是每年大约 1%。[3] 按照这种推理思路，医疗支出增长将恢复到比经济增长率高 1% 的水平。

第二群经济学家认为，成本增长仍将低于历史常态。这种观点背后的依据是，即使我们今天发现的过度支出被降低，仍然会有更多的生产率提升空间。[4] 生产性企业的标志不仅仅是它们的劳动者富有生产力，而且还体现在它们的生产力总是在提升。沃尔玛、丰田以及亚马逊都在持续创新,降低生产成本。医疗保健的生产过程如此复杂,有人或许预期同样的情况也会发生在这一产业。这种观点的拥护者没有明确预测未来支出,但一个自然的参考基准是医疗保健将与最成功的产业的生产率增长同步,它占总支出的比例也许保持不变,抑或会下降。

尤吉·贝拉说预测困难是对的。没人能肯定地知道近期的变革会如何发展,更别提长期影响了。但是,最终确实有理由保持乐观。如果我们把事情做对了,(美国)医疗保健的未来真的会非常光明。

注释

① Ernst Berndt et al., "Medical Care Prices and Output," in Anthony Culyer and Joseph P. Newhouse, eds., *Handbook of Health Economics*, vol.1A(Amsterdam: Elsevier; 2000), 119—180.

② 从技术上讲,目标是潜在州总产出,这实际上是假定没有萧条或复苏的经济增长。

③ Joseph P. Newhouse, "Medical Care Costs: How Much Welfare Loss?" *Journal of Economic Perspectives* 6, no.3(1992):3—21.

④ Richard M.J. Bohmer, *Designing Care: Aligning the Nature and Management of Health Care*(Boston, MA: Harvard Business Review Press, 2009).

图书在版编目(CIP)数据

高绩效医疗组织：价值医疗改革导航/(美)大卫
·卡特勒著；许永国译.—上海：格致出版社：上海
人民出版社，2022.10
ISBN 978-7-5432-3342-3

Ⅰ.①高⋯　Ⅱ.①大⋯　②许⋯　Ⅲ.①医疗保健制度
-体制改革-研究　Ⅳ.①R197.1

中国版本图书馆 CIP 数据核字(2022)第 038683 号

责任编辑　　程　倩
装帧设计　　路　静

高绩效医疗组织：价值医疗改革导航
［美］大卫·卡特勒　著
许永国　译

出　　版　格致出版社
　　　　　上海人民出版社
　　　　　(201101　上海市闵行区号景路 159 弄 C 座)
发　　行　上海人民出版社发行中心
印　　刷　上海商务联西印刷有限公司
开　　本　635×965　1/16
印　　张　14.5
插　　页　2
字　　数　124,000
版　　次　2022 年 10 月第 1 版
印　　次　2022 年 10 月第 1 次印刷
ISBN 978-7-5432-3342-3/C·266
定　　价　59.00 元

本书根据 University of California Press 2014 年英文版译出
2022 年中文版专有出版权属格致出版社
本书授权只限在中国大陆地区发行
版权所有　翻版必究
上海市版权局著作权合同登记号：图字 09-2022-0268